药食同源

胡瑛君　著

中医古籍出版社
Publishing House of Ancient Chinese Medical Books

图书在版编目（CIP）数据

药食同源 / 胡瑛君编著 . —北京：中医古籍出版社，2016. 12（2024.9 重印）
ISBN 978-7-80174-889-8

Ⅰ. ①药… Ⅱ. ①胡… Ⅲ. ①食物疗法 Ⅳ. ① R247. 1

中国版本图书馆 CIP 数据核字（2016）第 072666 号

药食同源

胡瑛君　编著

责任编辑　刘　婷
封面设计　艺点锦秀
出版发行　中医古籍出版社
社　　址　北京市东城区东直门内南小街 16 号（100700）
电　　话　010-64089446（总编室）010-64002949（发行部）
网　　址　www.zhongyiguji.com.cn
印　　刷　北京市泰锐印刷有限责任公司
开　　本　710mm×1000mm　1/16
印　　张　16.625
字　　数　250 千字
版　　次　2016 年 12 月第 1 版　2024 年 9 月第 3 次印刷
书　　号　ISBN 978-7-80174-889-8
定　　价　49.00 元

胡瑛君简介

胡瑛君，亦称胡迎军，男，中医师，北京著名的中医正骨专家，宫廷正骨秘传第十九代传人，传统中医文化挖掘、继承、研究者。

胡瑛君先生祖籍河北行唐，出生于中医世家，自幼受家庭熏陶。其祖父胡老盘一九三八年秘密加入中国共产党，以医生的身份为抗日做出过特殊贡献；其父胡耀明原北京军区战友文工团随团医生，其高中毕业后自学中医，先后通过了国家的学历资格考试和医师资格考试，一九九四年七月开始独立门诊直到现在。

一九九零年三月，曾在中国中医研究院针灸研究所进修。

一九九一年八月，拜北京宫廷正骨第十八代传人王大昌先生为师。

一九九八年二月，首钢报焦点人物栏目对胡瑛君先生的治疗事迹和治疗范围进行过报道，文章名称《正骨按摩写春秋》。

一九九八年十月，在北京针灸学会《北京针灸治疗提高班》进修。

二零零五年，由中国科学技术出版社出版的《中国当代特色医疗、名医名院概览》第二篇“特色医疗卷”中，将其治疗特色和治疗范围收录在内。

二零一二年五月，由北京中医古籍出版社出版了胡瑛君先生的巨著《医易同源》，全书完整的挖掘和阐述了传统中国医学的起源和理论基础。

二零一三年十月，由中国互联网新闻中心和中国文史出版社共同出版的《时代先锋》医疗与卫生篇中，以“《医易同源》为中医的事业插上翅膀”为题进行了采访。

今年出版的《异法归源》，则是另辟蹊径，从治疗八法的角度学习研究《伤寒论》的著作，而同时出版的《药食同源》，则是以《黄帝内经》为基础，从传统中医的角度阐述传统文化当中，“药”与“食”共同与区别关系的著作。

胡瑛君先生长期从事中医基础理论的研究，并把基础理论与临床实践相结合，二十多年来，经常深入民间，拜民间有真才实学者为师，深入挖掘民间行之有效的传统治疗方法，先后得到河南原阳“接骨圣手”李志安老先生及“易水学派”传承人，河北行唐获有“黄老邪”“黄老怪”“黄半仙”称号的黄发斌老先生的指教。

通信地址：北京石景山香山南路168号1号楼3单元301室

邮编：100144

邮箱：huyingjundaifu@163. com

QQ：1572505803

微信：17701200994

老话题　新思路

刘建伟

误入码字队伍几十年，虽然写过几百万的文字，想来却是随写随忘的东西，由于是新闻职业的需要，所写内容大部分都是和文化艺术有关的文章。然而，给一位中医要出版的专著作序却是从来没有想到的事。

记得，最初和胡瑛君大夫相识，是经一位书画家卢鸿杰的介绍。当时，正是胡瑛君大夫那本《医易同源》出版不久。奇怪的是，我们的交流没有最初认识的客气和寒暄，就轻而易举地进入到探讨世纪话题的领域。胡瑛君大夫没有想到我对传统中医的极大热情，我也没想到一位中医谈起哲学，易学、文学、武学、饮食等，无不信手拈来，上天入地之间，足见胡瑛君大夫知识面涉猎之广泛。在我们的多次交流中，也经常发现，尽管意识不一，但聊到最后却又不谋而合，即使观念不同仍然可以殊途同归，如此太多的碰撞，自然也就乐得遵命，情愿勉为其难了。

记得，在我们的任性交谈中，往往是从传统中医聊到中外哲学；从天文节气聊到自然生态；从传统太极武术聊到大小周天互动；又从人性的本质聊到诗词歌赋——就是在这样不着边际，无所不及的遨游中，我忽然明白了，胡大夫之所以能够撰写完成《医易同源》这样几十万字的专著，不仅是情之所系，意之所归，更有内心熬制多年的一种不吐不快的释放。因此，明察胡瑛君大夫完成《医易同源》之得心应手，我更热切期望胡瑛君大夫的《异法归源》和《药食同源》尽快面世，由此构成他的“三源”三部曲。

至于序文以“老话题、新思路”为题，意在向读者传递一个信息，这就是胡瑛君大夫与众不同的地方。

——那就是明确的初衷和明确的针对性。

大家都知道，近些年来在媒体的鼓噪下，全国掀起了一波又一波的养生时尚潮，或是食物药用，或是药物食用。各类专家在电视台和网络搭起的平台上演绎得风生水起，头戴各种光环，身披耀眼职称，言之凿凿，各说各的理，主观推论得不可质疑，唯此为大，听的人却是云里雾里，无所适从。

对此，胡瑛君大夫一直耿耿于怀，每每谈到那些相互矛盾和自以为是的说法时，他都掩饰不住自己内心的感慨，常常激动地说"医生说话怎么能这样偏执，不仅误人而且误己。"

胡瑛君大夫还曾给我讲过一个普通人往往不注意的状态。"一个中医专家在电视节目里讲中药和传统饮食保健，不讲五运六气和四气五味，反而大谈特谈药食的化学成分等现代医学理论。相反，一个现代营养学专家在讲养生时不谈细胞结构，却是大谈特谈脾虚、肾虚、气血不通等传统医学理论"。于是乎养生界就出现了一种奇特的风景，即所谓的"中西医结合"。胡瑛君大夫认为："这种把两种不同理论基础的医学，不加分辨的糅合在一起说，不但没有起到普及医学保健的作用，反而起到了'妖言惑众，混淆视听'的不良效果，中国传统医学这本经，就这样被念歪了。"

我还曾和胡瑛君大夫探讨过中医治病效果快和慢以及治未病的问题。

"古人曰：'大兵之后有大疫'，又曰：'大灾之后有大疫'，中华民族是一个多灾多难的民族，几千年来战争和自然灾害连绵不断，而今天中华民族的后裔却占世界人口的五分之一，这是谁的功劳？别忘了在我们这个地球上又有多少个优秀的民族灭绝于'大疫'？说到治未病，对于古人来说这是最高、最理想的境界；对于当下来说，我只能认为：一是中医界丢掉了治病的灵魂，给自己找的红地毯；一是商家的遮羞布，仅此而已。"胡瑛君大夫如是说。

正是一个医者的正义和仁心，始终激励着胡瑛君大夫的医德和责任感，使他常常心潮翻滚，夜不成寐。每次谈及至此，胡瑛君大夫便难以控制自己的激动情绪。我曾开玩笑说，"放眼当今物欲占领的医疗界现状，你的寻根溯源与现实背道而驰了，你想告诉人们的往往是物美价廉，提供的是小药治大病，无疑就要成为医者中的稀有动物了。如果你的《药食同源》《异法同源》一面世，这个稀有动物的名义可就落地了。"

古往今来，医者，本来就是大医有德，医术，必然是仁心仁术，医者医术，其固有的悬壶济世的普世价值观也是不言而喻的。然而，在人们欢呼的三十多年来，医者、医术方面发生了太多太多的问题。在诸多令人眼花缭乱的怪象中，颠覆性最大的事情都呈现着一个共同的特征。这就是所有原来清晰的事物变得模糊了，所有原来有定论的事物一再被质疑。只要打出改革，创新的旗号，什么石头都可以乱摸，眼看着医者医术一再被强暴，可受尽凌辱的医者们却在大呼快哉；眼看着各种各样荒唐至极的说法、做法，只要穿上时尚的外衣，就可以肆无忌惮地胡说八道，让社会变得无可奈何。

任何时代，每当人们的思想被搞乱了的时候，人性中的投机性、奴性、犬儒性都会争相出笼，去选择走捷径的行为方式。

君不见，走捷径俨然成为各行各业精英们趋之若鹜的必修课，群起而纷纷仿效。走捷径者的DNA都惊人的相似，或是选择一个影响力比较大的名人或定论予以否定；或是选择一个影响力比较大的名人或定论予以肯定，然后使自己或成为继承者或成为批判者，然后更是创新者。

若干年以前，一个人不懂某些道理，那可能是真的不懂，一旦懂了就不会重蹈覆辙，故都会以拥有仁义礼智信为荣。当代人在翻天覆地的变化中，各种各样的利益太多地介入各个行业，并乐此不疲的变态向往。

现在几乎所有的大医院，隔三岔五便推出所谓以新发现，新成果、新举措等创新项目招摇于世，尽管令人诧异，匪夷所思，仍然会如雨后春笋，争奇斗艳。所有的创新，并不需要给众生带来福祉，它唯一的作用就是满足医者对高级职称的要求和对权力的渴望。

在关乎人们生命安全至关重要的治疗和养生的环境里，胡瑛君大夫对已被搅浑，真假难辨的现实，表现出的无可奈何。

面对着黑白颠倒、信口雌黄给人们造成的伤害，一个医者的良心在胡瑛君大夫心中愈跳愈烈，他再也不能视而不见，那个在心中冲撞了无数次的目标终于破壳而出，这就是胡瑛君大夫《药食同源》《异法同源》显题之中的隐题——正本清源。

作者沿着溯本寻源道路，力图让读者从根本上理解“同源”的真相，进而了解和领悟传统医学和现代医学的差异，从而实现“知源头、明方法、会使用”的目的。

不同于当前社会上流行的迎合附会，自我推理，相互否定，唯我独尊等大量断章取义而为我所用的行为。胡瑛君大夫坚持从传统医学的源头开始梳理，试图沟通人体与自然万物的关系，发掘药食的产生，以及与五行、五味、五脏之间千丝万缕的联系，同时为人们呈现出各种食材的偏性和功能，读者尽可遨游其间，随意选择。

通览胡瑛君大夫的专著，真可谓源之有头，流之有因，选之有依，用之有据，且胡瑛君大夫对于专著的把握颇具匠心，其整体结构环环相扣、层层递进，在通向传统医学既神秘又写实的后花园中，我们可以有机会一而再，再而三地领略到传统文化带给我们美不胜收的快感，这就是我们的国学，这就是我们的国粹，正如胡瑛君大夫所说“这就是中国特有的、也是当今世界上独一无二的生活方式。”

2015 年 12 月于北京望京

医者意也

“医者意也”，其医源远流长，上古之际，从巫、从卜、从祝。人生悲苦，生离死别，医者之道，尤为慎重。

昔西王母为周天子摇曰：“白云压天，丘陵自出，道理悠远，山川间子，将子无死，尚复能来。”可见乎？神仙列班的西王母亦悲死别，医者重乎？救人一命，胜造七级浮屠，杏林中浮屠多矣。

“医者意也”，其医体察患者之心，明白患者之苦，其用岐黄之术，治患者于无形。扁鹊、孙思邈、叶天士，能医者，皆具父母之心，人无高下，体无贵贱，其心悯，其术高，医道必高也。

神农氏尝百草，福荫子孙，炎黄后人自是有福。《史记》司马公对扁鹊亦有传记，可见古之医之至重。反观今朝，中医至伪、中医无用、中医太慢，嗟乎。有假药、假酒铺天盖地，有政策之拘拌，即华佗复生，亦无用武之地。中医一道，非关乎真伪，而关乎人心。

祖国医学，医理至深，医书众多，名医辈出。观今之际，弊端有二；一曰坐而论道者众，二曰不精其技夸夸其谈者众。今有胡瑛君先生，勇于实践，勇于探求，亲力亲为，不作茧自缚，所著之书，从自然、从医理、从实践、都有独到的理解，读后受益匪浅。

有曰：女人是一部让男人永远读不懂的书。书读不懂亦有二法：接着读或者干脆不读。读不懂的书，是未用心读。

“医者意也”，“医者父母心”，乃医之精髓。医有意；意在其术、意在其技、意在患者，如斯可谓得道矣。医有父母心；父母对儿女有不尽心乎？有不倾全力乎？有心、有意，中医之道才可长久矣。

读胡瑛君先生所著之书，所感受到的即是“心”“意”二字。

益友许卫东

2014 年 3 月于北京

药食同源释

“药食同源”是集中国传统医疗、饮食、养生保健等于一身，极具特色的生活方式，也是当今世界上独一无二的生活方式。

随着国力的增强，人们的生活水平不断提高，健康意识也在不断地提高，电台、电视台不断地请专家、教授传授健康知识，传统医学中关于养生保健方面的知识丰富多彩，在得到健康知识的同时，人们也知道了“药食同源”这个词，然而药食如何同源？同源于什么地方？似乎并没有人解释清楚。

当下所谓的“药食同源”，基本都是说水果、蔬菜、农作物含有什么什么营养元素，人们食用后会有保健治疗的作用，于是就产生了“豆你玩”“姜你军”“蒜你狠”等怪异现象。同时也产生了一些“著名”的养生专家，在讲现代养生学时却用心、肝、脾、肺、肾等许多传统医学的概念；而讲传统养生保健时又大谈特谈细胞、分子结构等等这种现代医学理论。

我愚钝，实在搞不清楚这些“著名”的专家怎么能把传统医学的功能说和现代医学的物理、化学说揉到一起，传统医学说不明白了就用现代医学解释，现代医学解释不清楚的就用传统医学打马虎眼来糊弄听众呢？这种“眉毛胡子一把抓”的行为，毫不客气地说就是“妖言惑众、混淆视听”，是对传统医学和现代医学都没有学明白的、不懂装懂的半吊子。

比如像“癌症”，现代医学还没有搞清楚它的病因、病机和有效的治疗方法呢，你们凭什么说茄子、黄瓜等食物当中的什么什么成分可以治疗“癌症”?? 既然你们已经知道食物当中的什么什么成分可以治疗“癌症”，那你们直接把它们的有效成分提纯投向市场多好呀，像青蒿素的提取方法发现者，诺贝尔奖获得者屠呦呦女士及其团队那样，既方便了患者，你们也得到了应得的名誉和利益，你们为什么不做呢？所以说你们是混淆是非的“妖”一点都不过分。

当代营养保健学，是建立在现代细胞分析和化学成分理论基础之上，你在研究、宣传食物或药物养生保健作用的时候，完全可以以食物、药物的细胞结构和化学成分来进行解释、宣传以及食用后所能达到的目标。比如像屠呦呦。

传统营养保健学，是建立在中国传统阴阳五行文化理论基础之上，那你在研究和宣传食物或药物保健作用的时候，就必须严格按照传统理论把食物或药物的性能、作用归纳到阴阳五行当中去研究和宣传才对。

总不能让交通工具汽车和火车交叉使用道路，当马路堵了就让汽车到铁道上跑，当铁轨断了就让火车到马路上跑吧。

马路堵了汽车在铁道上跑，铁轨断了火车在马路上跑这种事情将来能不能实现，吾不得而知，最起码当下吾知道是无稽之谈，是异想天开，是痴人说梦，是不懂装懂。

中国传统医学和养生学与现代医学和养生学就如同汽车和火车一样，虽然都是治疗疾病、保证健康的方法和理论（运载工具），但它们运用的却是不同的理论基础（铁轨和马路），所以谁也不要说谁不好，因为各有长处。但也不要混在一起说，因为你还没有那个高度、水平和能力让汽车和火车混道运行。

请中医人在给大众讲养生的时候尽量用中医的语言吧，请现代营养专家在给大众讲养生的时候尽量用现代医学的语言吧，不然时间长了，都不知道自己是谁了。

2015 年 9 月 18 日星期五

于北京西山枫林

序

著名书法家刘建伟先生在阅读完吾之由中医古籍出版社出版的拙作《医易同源》后，向吾提出一个建议或者说要求，问能否把《医易同源》中关于《药食同源》的内容单独、重点地从新做一下梳理？以便于广大读者能够真正地认识传统医疗与养生保健的相关知识，而不被“人云亦云”地搞昏了头脑。

因为当下电台、电视台的养生节目当中，中医的专家们在讲中药或饮食的时候，不去讲五运六气、阴阳五行、四气五味与疾病的关系，而是大谈特谈药食的化学成分等现代医学理论；现代营养学的专家们在讲养生的时候，不去讲细胞结构、出胞入胞，却大谈特谈“脾虚”“肾虚”“气血不通”等中国传统医学理论，于是乎，中国传统医学这本经，就被这些所谓的专家们念歪了。

传统医学之所以出现目前的尴尬局面，就是因为头戴光环的“专家”们不去深入研究传统医学的基础理论，盲目地搞“中西医结合”的结果。毛主席所倡导的“中西医相结合”是要求“洋为中用”，是把洋人的“术”应用到中国的“法”当中，而不是“削足适履”的去用“法”来迎合“术”；也不是把中医、西医两个半吊子混合起来，搞一加一等于二的大杂烩。

中国传统医学与现代医学的关系应该是哲学与政治经济学的关系，哲学指导政治经济学，政治经济学印证和充实哲学，这样理解才应该是毛主席“中西医相结合”的本意。

吾学历不高，亦无名头，知识积累亦很浅薄，只是性格倔强、做事认真，丁是丁、卯是卯，出于对传统文化的热爱和对传统医学负责的态度，不自量力的站出来，决定把对传统医学的理解说出来，以回馈社会。

本书以《黄帝内经》为基础，从中寻找《药食同源》的理论基础，通过寻找源头的方式让广大读者了解和领悟传统医学与现代医学的差异，把古人提供给我们的方法展现给广大读者，当你真正明白了传统医学当中的“药食同源”同源在何处，你就可以随时调配出符合你自己的健康食品，而不被“砖家”们所忽悠。

在传统医学文化当中，药物和食物的最大区别是什么呢？前人说过：药物和食物最大的区别在于寒、热、温、凉四气的差别。偏性大的为药，偏性小的为食。偏性越大，毒性越大，治病的效果越明显，越容易出危险；偏性越小，毒性越小，治病的效果越不明显，越不容易出危险。

顺便说一下当下争论很大的关于中药有毒无毒的问题。在传统医学当中，药物有毒无毒有广义和狭义之分。所谓狭义的药物有毒，就是所有人都知道的，吃了就会有不良反应的药物，如：砒霜、马钱子、川乌、草乌、蟾酥……

广义的有毒，就是指没有遵循中医的基础理论“寒则热之、热则寒之、虚则补之、实则泻之”，把药物用反了。如有实热证，应当石膏、知母、栀子、黄连等清热药，而反用东北人参、干姜等大温大热之药，人参和干姜虽平日为补品，但此时就是“毒药”，清热之药就是补药。

如有实寒证，人参、干姜即是补品，哪怕是附子、川乌、草乌等所谓“有毒”之品，运用得当亦为补品，而石膏、知母、栀子、黄连等清热之药绝对就是“毒药”。所以简单地说中药有毒或无毒，都是片面的理解了中医药，都是不科学、不全面的。

传统医学认为：人之所以会生病，是因为人体的寒、热、温、凉四气出现了偏差，及饮食物当中的酸、苦、甘、辛、咸五味出现了太过或不足，要想解决这个问题，就从自然界当中找气味、功能与其相反物质进行校正，使之达到相对的平衡，人体的阴阳（太过或不足的偏性）恢复了平衡，疾病也就自然而然的消除了。

药物有寒、热、温、凉和酸、苦、甘、辛、咸的差异，食物也有寒、热、温、凉和酸、苦、甘、辛、咸的差异。机体的生命活动需要寒、热、温、凉和酸、苦、甘、辛、咸作为动力，故疾病的治疗和保健也需要用寒、热、温、凉和酸、苦、甘、辛、咸来进行调整，故曰：“药食同源”。

有曰：“内经有论无方”。谬也。准确地说：“内经有论有方而无药”，之所以不给出像《伤寒论》那样现成的“药方”，一是不想束缚后人的思想，二是出于物流的不方便，三是因为在《黄帝内经》旁边还有一部伟大的著作《神农本草经》。

有方无药，方有何用？“安宫牛黄丸”是一个治疗脑出血极好的方子，若是没有了犀角、麝香、牛黄，此方还有何用？若是犀角、麝香、牛黄都用人工制品，其作用是不是大打折扣？临床需要验证。若是连人工制品都没有，是不是就不治疗了？古人的智慧，古人的良苦用心，岂是凡夫俗子所能领会。

本文也将列出《黄帝内经》中经常被引用，但却从来没有被人直接点明的“方”，并用几个有药的“方子”加以说明。

对于想研究食疗养生的读者，可以通过本文的提示，然后在参考阅读唐·孟诜《食疗本草》、唐·昝殷《食医心鉴》、元·忽思慧《饮膳正要》、元·贾铭《饮食须知》、元·倪瓒《云林堂饮食制度集》、明·卢和《食物本草》等人的著作，你也可以成为饮食健康专家。

2015年2月16日星期一

目　　录

第一章　内经之百病始生

不论是研究疾病还是研究养生，都必须要知道疾病产生的原因，《灵枢·百病始生》曰："夫百病之始生也，皆生于风雨寒暑，清湿喜怒。喜怒不节则伤脏，风雨则伤上，清湿则伤下。"

也就是说，人体各种疾病的产生，都是由于风、雨、寒、暑、阴冷、潮湿等邪气的侵袭和喜、怒、哀、乐等情志所伤。

我们知道：喜、怒、哀、乐是人的情感变化，风、雨、寒、暑属于气候变化，阴冷潮湿则是生活环境的不同，从致病的角度来说，它们是三种不同性质的邪气，所以有的先侵犯人体的阴分，有的先侵犯人体的阳分。

凡是因为喜怒不节等情志因素引发的疾病基本都会伤及五脏，五脏属阴，故《百病始生》曰："病起于阴"；而阴冷潮湿这样的邪气则容易乘虚侵害人体的下部，故《百病始生》曰："病起于下"；而风雨寒暑这样的邪气则容易侵袭人体的上部，故《百病始生》曰："病起于上"。上述分类是根据邪气致病的特点，简单地分为了三个方面，至于邪气侵袭人体而引发的其他各种疾病的变化，那就更加复杂，更加难以计数了。

一般情况下，人们在实际生活中，若是身体强壮、肌肉坚实，在四时之气也正常的情况下，就不容易发生疾病。就算是突然遇到狂风骤雨，因为本身的身体健壮而不虚弱，所以邪气一般也不能单独地伤害到身体而导致疾病。

人之所以会产生疾病，首先是身体虚弱，同时又受到了贼风邪气的侵袭，只有这两种因素结合在一起，才会产生疾病。

邪气一般都是根据其不同的性质侵袭人体不同的部位，所以我们可以根据疾病不同的发病部位来确定它的名称，即可以从纵向划分为上、中、下三部；也可以从横向划分为表、里和半表半里三部，通过这种简单的划分，就可以很快地判断出疾病的病性和病位了。

第一节　饮食与疾病的关系

常言道："肾为先天之本，脾为后天之本"。人若是不能饮食则营养就不能补充，身体也就不可能强壮，故《素问·评热病论》曰："邪之所凑，其气必虚"。

若是饮食不加注意，过食生冷、油腻、辛热之物，就会损伤脾胃，使后天之消化功能出现问题，从而变生出许多疾病。

如：《素问·生气通天论》曰："因而饱食，筋脉横解，肠澼为痔"，"因而大饮，则气逆"，"高粱之变，足生大丁，受如持虚"。

《素问·通评虚实论》曰："黄疸、暴痛、癫狂、厥狂、久逆之所生者，五脏不平，六腑闭塞之所生也"，"头痛耳鸣，九窍不利，肠胃之所生也"，"凡消瘅、仆击、偏枯、痿厥、气满发逆，肥贵人，则高粱之疾也"。

意思就是说：若是经常饮食过饱，阻碍了气机的升降平衡，就会出现筋脉松弛，因肠澼而产生痔疮这样的病症。若是饮酒过量，就会造成气机上逆。若是经常吃油腻、精美的食物，就会发生疔疮这类疾病（比如像痈风之类），所以患病就像用空空的容器接收东西一样容易。

像黄疸、骤然的剧痛、癫疾、厥狂这样的疾病，都是由于经脉之气久逆于上而不能下行所造成的。

五脏不和则是六腑闭塞不通所造成的。

而头痛耳鸣，九窍不利，也是肠胃的病变所引起的。

像糖尿病，脑出血、脑血栓造成的跌倒、半身不遂、卧床不起，胸闷气喘，过度肥胖等现象，都是过度偏嗜于油腻甘美的食物造成的。

《素问·奇病论》并对以上现象做了相应的解释："夫五味入口，藏于胃，脾为之行其精气，津液在脾，故令人口甘也，此肥美之所发也，此人必数食甘美而多肥也，肥者令人内热，甘者令人中满，故其气上溢，转为消渴，治之以兰，除陈气也。"

其意为：五味入于口，藏于胃，其精气上输于脾，脾为胃输送食物的精华，若胃失和降而津液停留在脾，致使脾气向上泛溢，就会使人口中发甜，这是由于肥甘美味所引起的疾病，病名叫脾瘅。患这种病的人，肯定是经常食用甘美而肥腻的食物，肥腻的食物能使人生内热，甘味的食物能使人中满，所以脾运失常，脾热上溢，就会形成消渴病，这种病可以用芳香化湿的药食排除蓄积于体内的郁热之气。

所以治疗糖尿病，单纯的补充胰岛素是极其愚蠢的方法，而调整脾胃的功能，才是治疗之根本。

《灵枢·口问》曰："谷入于胃，胃气上注于肺，今有故寒气与新谷气俱还入于胃，新故相乱，真邪相攻，气并相逆，复出于胃，故为哕。"

就是说：饮食物进入胃，经过了胃的腐熟、消化，会在脾气的推动之下将饮食物中的精微物质上注于肺。如果胃中素有寒气，饮食物进入胃中之后，就会出现新生的精微之气与素有的寒气之间相互混杂、正邪相攻，二气混杂相攻就会上逆，从胃中而出就形成了呃逆之证。

所以在日常生活当中，吃着火锅、麻辣烫喝着凉啤酒；或不顾四季之变化，随时从冰箱当中取出寒凉之物，皆是造成疾病的重要原因。

第二节　风邪与疾病的关系

《素问·生气通天论》曰："风者，百病之始也"，既然风是疾病的源头，那么我们就很有必要了解和认识风的性质。

风向的测定及居留时间

对于风向的测定及居留时间，《灵枢·九宫八风》有详细的论述，其意为：北极星位于天极的正中，我们把它定为测定方位的中心坐标。北斗星的斗柄围绕它旋转，成为标定方向位置的指针，它一年之内由东向西依次移行。

在冬至这一天，斗柄指向正北方的叶蛰宫，并在这个区域运行四十六天，历经冬至、小寒、大寒三个节气。

期满后的下一天，时交立春节，就开始移居东北方的天留宫，在这区间运行四十六天，历经立春、雨水、惊蛰三个节气。

期满后的下一天，时交春分节，开始移居正东方的仓门宫，在这个区间运行四十六天，历经春分、清明、谷雨三个节气。

期满后的下一天，时交立夏，移居东南方的阴洛宫，在这个区间运行四十五天，历经立夏、小满、芒种三个节气。

期满后的下一天，时交夏至节，开始移居正南方的上天宫，在此区间运行四十六天，历经夏至、小暑、大暑三个节气。

期满后的下一天，时交立秋节，开始移居西南方的玄委宫，在此区间运行四十六天，历经立秋、处暑、白露三个节气。

期满后的下一天，时交秋分节，开始移居正西方的仓果宫，在此区间运行四十六天，历经秋分、寒露、霜降三个节气。

期满后的下一天，时交立冬节，开始移居西北方的新洛宫，在此区间运行四十五天，历经立冬、小雪、大雪三个节气。

期满后的下一天，北斗重新游回到叶蛰宫，就又到了冬至日，前后历经三百六十六日（闰），完成了一年的周期，这就是所谓的“太乙游宫”。

判断八方的气候是否正常，通常都是以北斗星的斗柄指向正北方的位置，时间正好交替到冬至这一天为起点，以此类推。

比如：冬至至大寒这四十六天里有风雨出现，并且风是从南面的方向来的，这样的风就是虚风，就是能够伤害人体的贼风邪气；如果风是从北方来的就属于正常之风，名为正风。虚风伤人重，正风伤人轻。

假如在冬季感受了虚邪没有及时发出，深入至骨而形成伏邪，至立春日阳气大发、腠理大开之时，应时则驱邪于外，不巧又感受了西风之邪，两邪相搏，经气就会结代而发病。诸如此类，凡是正交八节之时迎面而来的不正之气，都会给人们带来普遍的危害。

总之，一年之中若气候调和，或很少有异常的气候出现，人们患病的就少、死亡的也少。反之，一年之中寒温不时、风雨不调，人们患病的就多、死亡的也多。

太乙居宫之变

太乙者，北斗之斗柄也，亦神话当中的太乙真人也。太乙所指向的位置正好与四季相对应，若是在特定的时间节点上，观察当天的气候变化，就可以推断出当地一年的气候对农作物的影响。

如：太乙从上一宫转向下一宫的第一天，也就是交节的日子，如果当天有和风细雨出现，这是吉祥的象征，是风调雨顺的表现，这一年必然会五谷丰登，六畜兴旺，人民安居乐业，也很少会有疾病的发生。

如果风雨来的时候正在半夜，人们都居于室内安睡，邪气无从冒犯，这就预示着当年会很少有人生病。如果风雨出现在白天，由于人们多在室外活动而疏于防范，就容易被虚风邪气所中伤，因此生病的人就比较多。

假若是风雨出现在交节之前，就预示这一年多风多雨，甚至会发生洪涝灾害。反之，如果风雨出现在交节之后，则预示着可能少雨而干旱。

太乙在时交冬至这一天，气候有骤然的变化，则预示着当地的主要领导（也就是君主）有变动。

若是在时交春分这一天，气候有骤然的变化，则预示着当地的辅助领导（也就是宰相）有灾患。

若是在中宫土旺主令的时间，也就是寄居于四隅的立春、立夏、立秋、立冬各自交节的那四天，气候发生骤然的变化，则预示着当地的大小官吏有灾变。

若是在时交秋分这一天，气候有骤然的变化，则预示着当地的军事领导（也就是将军）有灾难。

若是在时交夏至这一天，气候有骤然的变化，则预示着百姓们有祸患。

所谓气候有骤然的变化，是指太乙居于上述五宫的日子，突然出现狂风暴雨、飞沙走石、掀房折木的气候。

根据恶劣气候出现在不同的节气，可以推测出其伤害所反映的不同阶层，也是预测灾难降临不同身份的依据。

此论准确不准确，还有待于数据的支持，不过作为古文化当中的一个理论或者说法，我们不妨先继承下来以做参考，也无伤大雅，没必要急着否定。

正风的名称与功能

作为医生或养生保健者，观察风向的来路，即可以预测气候伤人的程度，也可以作为判断疾病轻重的依据。

太乙位居于天极的中央，以斗柄旋转的指向，来确定八风的方位，来判断气候的正常与异常。

如风从当令的方位来则为顺，所谓“当令”，比如说：时值冬至，太乙位临地支之“子”的方向时，气候就应该以阴寒为特点，故风以北风凛冽为顺。

时值春分，太乙位临地支之“卯”的方向时，天气温和，风应当以东风拂煦为顺。

时值夏至，太乙位临地支之“午”的方向时，天气炎热，风应当以南风烘熔为顺。

时值秋分，太乙位临地支之“酉”的方向时，天气清凉，风应当以西风萧肃为顺。

这种正位之风又叫作实风，主生长，能养育万物。就是说这种与四季相对应的风能使万物按照正常的规律进行生长，就是伤人致病也会比较轻。

反之，如果风是从“当令”相反的方向而来，出现与季节相抵触的气候，就叫作虚风，它主摧残，因其违背自然规律故而使万物不能正常生化，其伤人致病也会比较严重。

正位之实风，虽主生长、育万物，但感受了实风一样可以致病，因实风来袭的季节不同、方位不同，其风的性质也就不同，故伤人所出现的症状也会不同。

通常情况下，我们把从南方来的风名叫大弱风，它若伤害人体，内可侵入于心，外可侵入血脉，因为它属南方火热之邪，所以其气主热证。

从西南方来的风名叫谋风，它若伤害人体，内可侵入于脾，外则侵入肌肉。脾为后天之本，所以其气主虚性的病证。

从西方来的风名叫刚风，它若伤害人体，内可侵入于肺，外则留住于皮肤之间，由于西方属金，风性刚烈，所以其气主燥性的病证。

从西北方来的风名叫折风，它若伤害人体，内可侵入小肠，外则侵入手太阳经脉。如果出现脉气竭绝，说明疾病已经恶化并扩散；如果脉气已经闭塞或气机易经聚结不通，往往会猝然死亡。

从北方来的风名叫大刚风，它若伤害人体，内可侵入于肾，外则在于骨骼和肩背的膂筋部；因为北风阴寒至盛，能遏伤肾阳，所以其气主寒性的病证。

从东北方来的风名叫凶风，它若伤害人体，内可侵入大肠，外则在于两胁、腋下及肢体关节部。

从东方来的风名叫婴儿风，它若伤害人体，内可侵入于肝，外则在筋的连结之处；因为东方为水乡湿地，故多雨，所以其气主湿性的病证。

从东南方来的风名叫弱风，它若伤害人体，内可侵入于胃，外则在肌肉。因为东南湿盛，其气重浊，所以其气主身体困重不扬之病证。

上面所说的八种风为正风，正风伤人有时令的特点，即使伤人临床表现也不明显。

是不是感受了风邪就一定会得病呢？古人认为人与自然是息息相通的，若是不出现“三虚”的现象，即人在身体正虚弱之时，恰值这一年的气运衰微，又逢月廓亏空，即使感受了风邪也不会轻易得病。若是正好遇到“三虚”相结合，内外相因，正不胜邪，那就会很容易得病甚至猝然死亡。

如果三虚之中只犯一虚，也会出现疲劳困倦、寒热相兼的病证。

这时如果冒雨、涉水或久居潮湿之地，就会感受湿邪而伤及肌肉，出现痿病。

若是想保健养生，就要时刻回避四时的不正之气，以避免受到它的危害，躲避虚邪贼风要像躲避箭矢一样谨慎，使外邪不能内侵，从而保证了机体的健康，所以平时一定要密切关注这种异常的气候，随时随地的加以预防。

不然的话，若恰逢三虚相遇，就有可能因中邪风而导致突然昏厥仆倒，或引起半身不遂一类的病证。

特殊之风

《灵枢·九宫八风》详细介绍了什么是八风，什么是虚风，什么是正风也就是实风，以及实风致病所出现的症状等，但它没有论述虚风致病的规律特点，而在《灵枢·岁露论》中对上述问题进行了补充。

虚风邪气能给人们造成什么样的危害以及伤害的程度，可以通过以下时间节点的气候变化进行判断：

在正月初一这一天，月建在寅，太乙在东北方的天留宫，这一天如果刮强烈的西北风，并且没有雨，这一年生病的人会很多，而死亡率也会很高。

如果这一天早晨突然刮起强烈的北风，到了春天很多人会因病而死，患病的人数多达十分之三。

如果这一天中午突然刮起强烈的北风，到了夏天就会有流行性疾病出现，并且会有人死亡。

如果这一天傍晚突然刮起强烈的北风，到了秋天就会有很多人病死。

如果这一整天都刮强烈的北风，这一年就会有大的传染病流行，死亡的人数约占十分之六。

如果这一天有强烈的风从南方刮来，这叫作旱乡；从西方刮来，称为白骨，就是说当地会有巨大的灾难，同时会有大量的人员伤亡。

如果这一天有强烈的风从东方刮来，这一年当地将会有严重的灾害。

如果这一天有强烈的风从东南方刮来，到了春天，就会有很多人病死。

如果这一天的天气晴好，气候暖和，也无风无雨，则预示这一年风调雨顺、五谷丰收、粮价低廉、人民康泰。

如果这一天的天气寒冷并且有大风，则预示着这一年粮食歉收，灾荒四起，粮价昂贵，人们也多灾多病。

也就是说，在正月初一这天观察天气的变化，就可以预测当年的气候对社会生活及人体健康的影响情况。

如果到了二月的第一个丑日，已近春分多风之际，春风仍不吹拂，人们每每患心腹之病。

如果到了三月的第一个戌日，春将尽夏将来时，而气候仍不温暖，人们多患寒热之病。

如果到了四月的第一个巳日，天阳始盛，夏天到来，如果气候仍然不热，那么人们就容易患黄疸病。

如果到了十月的第一个申日，冬天已到，阴气始盛，但气候仍然不冷，人们往往会突然发病或猝然死亡。

以上所说的风，都是指那些能损坏房屋、折断树木、飞沙走石的大风。这样的风能使毛骨悚然，腠理开泄，从而伤人致病。

贼风伤人的原理及症状

关于贼风伤人的原理及症状，《灵枢·岁露论》《素问·风论》各有论述，各有不同的侧重点，下面我把两篇文章的相关内容综合起来展现给大家，以供参考。

贼风邪气伤害人体而出现不同程度的变化，是受自然界的影响，因为自然界有寒暑的不同，所以伤害人体也会有寒热的不同。

寒冷的时候，人们的皮肤紧束，腠理闭合，即使邪气侵入，因为人体的正气不亏，也只能逗留在表浅部位，所以病势就会较轻，发病也比较迟缓。

暑热的时候，人们的皮肤弛缓，腠理开泄，这时人体的内部往往精亏气虚，卫表不固，邪气容易深陷，所以病情就要严重，发病也较急促。

贼风邪气侵害人体，并不是按固定的时间，刻板地依据四时八风的规律，它必须是在人体皮肤腠理开泄之时，才会乘虚而入。

风邪侵犯人体后，常常会滞留在皮肤之中，使腠理开合失常，经脉不能通调于内，卫气不能发泄于外。风邪来去迅速，变化多端，若是使腠理张开就会阳气外泄而洒淅恶寒，恶寒则会引起饮食减少；若是使腠理闭塞就会阳气内郁而使身体烦闷发热，发热则会使肌肉消瘦，这种使人烦闷振寒而又不能饮食的病称之为寒热病。

若是风邪由阳明经入胃，循经脉上行到目内眦，假如病人身体肥胖，腠理致密，风邪不能向外发泄，稽留于体内，郁而化热就会形成热中病，症见眼珠发黄；假如病人身体瘦弱，腠理疏松，阳气外泄而感到畏寒，就会形成寒中病，症见眼泪自出。

若是风邪由太阳经侵入，运行在太阳经脉及其腧穴之中，并散布于分肉之间与卫气搏结，而使卫气运行的道路不能通利，肌肉就会肿胀高起而生成疮疡；若是卫气凝涩而不能运行，就会出现肌肤麻木而不知痛痒。

若是风寒侵入到经脉稽留而不去，就会使营气因郁热而腐坏，血气污浊而不清，出现鼻柱蚀坏（酒糟鼻）而皮色衰败、皮肤生疡，这种病名叫疠风、也叫寒热。

若是风邪侵入到五脏六腑的俞穴，沿经内传也可以形成为五脏六腑的风病。

腧穴是机体与外界相互沟通的门户，风邪从血气衰弱的腧穴当中入侵，或左或右地偏着于一处就会成为偏风病。

若是风邪侵入头部并累及目系，称之为目风病。目风病的症状是：两眼畏惧风寒。

若是饮酒之后感受了风邪，称之为漏风病。漏风病的症状是：汗多而不能少穿衣服，进食即汗出，甚至是自汗出，喘息恶风，衣服常被汗浸湿，口干易渴，不耐劳动。

若是刚洗过头即感受了风邪，称之为首风病。首风病的症状是：头痛，面部多汗，恶风，每当起风的前一日病情就加重，以至头痛得不敢离开室内，待到起风的当日，则症状减轻。

若是风邪由风府穴上行入脑，滞留不去，就形成了所谓的脑风病。

若是行房汗出时感受了风邪，就成了所谓的内风病。

若是风邪久留不去，内犯肠胃，就形成为了肠风或飧泄病。

若是风邪停留于腠理而不去，就成了泄风病。泄风病的症状是：多汗，上半身汗出如水渍一样能湿透衣服，汗出则身寒，口中干燥，不能从事体力劳动，浑身都痛。

若是在秋季或庚日、辛日感受了风邪，称之为肺风，肺风的症状是：多汗恶风，面色淡白，不时咳嗽气短，白天减轻，傍晚加重，诊察时要多注意眉毛上部，往往可以见到眉间出现白色。

若是在夏季或丙日、丁日感受了风邪，称之为心风，心风的症状是：多汗恶风，唇舌焦躁，容易发怒，面色发红，病重则言语謇涩，诊察时要多注意舌部，往往可见舌质呈现红色。

若是在春季或甲日、乙日感受了风邪，称之为成肝风，肝风的症状是：多汗恶风，常悲伤，面色微青，易发怒，有时厌恶女性，诊察时要多注意目下，往往可见眼圈发青。

若是在长夏或戊日、己日感受了风邪，称之为脾风，脾风的症状是：多汗恶风，身体疲倦，四肢懒于活动，面色微微发黄，食欲不振，诊察时要多注意鼻尖部，往往可见鼻尖出现黄色。

若是在冬季或壬日、癸日感受了风邪，称之为肾风，肾风的症状是：项部多汗恶风，颜面痝然而肿，腰脊痛不能直立，面色黑加煤烟灰，小便不利，诊察时要多注意颐部，往往可见颐部出现黑色。

若是面目浮肿，象有水状，切按脉搏大而且紧，身体没有痛处，形体也不消瘦，但不能吃饭，或者吃得很少，这种病发生在肾脏，也叫肾风。肾风病人若是到了不能吃饭，常常惊恐的阶段，若惊后心气不能恢复，这是心肾俱败，神气消亡的象征，为死症。

胃风的症状是：颈部多汗，恶风，隔塞不通，饮食吞咽困难，腹部易作胀满，如吃了寒凉的食物，就发生泄泻，腰脊痛不能直立，面色黑加煤烟灰，小便不利，诊察时要多注意颐部，往往可见颐部出现黑色，形体消瘦而腹部胀大。

还有一种病，身热、四肢无力而沉重，汗出如浴，恶风少气，此病的名字叫酒风。治疗可以用泽泻，白术（或苍术）各十分，麋衔（可能是鹿衔草）五分，研末，食以三指撮，为饭前服。

所以说，风邪是引起多种疾病的首要因素，至于它侵入人体后所产生的变化，会引起其他什么样的疾病，就没有一定规律了。

《灵枢·贼风》质疑“贼风邪气之伤人也，令人病焉，今有其不离屏蔽，不出室穴之中，卒然病者，非不离贼风邪气，其故何也?”

是啊！既然疾病产生都是因为贼风邪气侵袭人体所引起的，那为什么有些人并没有离开居住的房屋，或者待在遮蔽很严密的地方，也没有受到贼风邪气的侵袭，却突然产生疾病呢？

这都是因为患者平素就受到贼风邪气的伤害而没有察觉到的缘故。

或者是曾经被湿邪所伤害而长期不能消散，潜伏在血脉和分肉之中的缘故。

或者是曾从高处跌落，瘀血滞留在体内而没有吸收的缘故。

或者是暴喜暴怒，情志活动不能够得到节制，经气不能正常运行的缘故。

或者是饮食不当、暴饮暴食、过食生冷，损伤脾胃的缘故。

或者是不能根据气候的寒热变化而改变自己的生活习惯，从而导致腠理闭塞，气血运行不通畅的缘故。

由于上述的原因，很容易使体内有热，体内有热则会使身体出汗，在出汗的时候就容易感受贼风虚邪的侵袭，即便是没有明显地遇到贼风邪气的侵袭，也一定是外邪与体内原有邪气相互结合，所以才会使人发生疾病。

当因性情有所厌恶，思想有所羡慕而引起的气血逆乱与潜伏在体内的宿邪相互作用时，就会产生疾病，由于这些疾病产生的原因不明显，既看不见又听不到，所以就好像有鬼神作祟一样。

那些既感觉不到有邪气的侵袭，又没有感受到有惊恐等情志的过度刺激，却突然发病的患者，也都是因为早有宿邪藏伏在体内而只是尚未发作而已。

第三节　寒邪与疾病的关系

寒邪也是造成人体疾病的重要因素，当下让世人谈及色变的“癌症”，其致病的罪魁祸首就是寒邪，这在《黄帝内经》中有明确的论述，只是没有直接提到“癌”这么一个字而已，在下面将要论述的“肠覃、石瘕”等症，难道不就是现实意义上的“癌症”吗？

现代医学重点研究的是现象，从现象中找本质，容易钻牛角尖，进死胡同；传统医学重点研究的是本质，从本质中推现象，故容易形而上，搞玄之又玄。两者重点研究的方向不同，所以对事物的表述就有不同，本无对错之分，只是学习者的智慧不够，不能把它们有机地结合起来罢了。当下的“中西医结合”就是一群没有智慧的人在半瓶子醋里面加了半瓶子花生油，不能说它一点作用都没有，但还真起不来什么太大的作用。

人就是人，现代医学研究的是人，传统医学研究的也是人，都离不开骨肉皮筋，当代人所得的病古人肯定也得过，只不过是传统医学与现代医学看问题的角度不同而已，千万不要男生女腔，那是人妖；女生男调，那是泼妇。让传统医学与现代医学各自沿着各自的理论体系发展下去，岂不是人类之幸，干吗非要一个理论，一个标准？

外　　感

《素问·调经论》曰：“风雨之伤人也，先客于皮肤，传入于孙脉，孙脉满则传入于络脉，络脉满则输于大经脉，血气与邪并客于分腠之间，其脉坚大，故曰实。”

又曰“寒湿之中人也，皮肤不收，肌肉坚紧，荣血泣，卫气去，故曰虚。”

风雨伤人首先侵犯皮肤，外邪不去传入孙脉，孙脉满则出入络脉，络脉满后就要输注于大的经脉了。

寒湿之邪气伤人所造成的实证，其受邪的部位因正邪相争而使表面多坚实充满，几乎不可以触按，触按则痛。

寒湿之邪造成的虚证多见皮肤松弛而有皱折，这是卫气不足而出现的营血滞涩等现象，这种情况可以通过按摩来导气。因为气能温煦营血，通过按摩可以使卫气充实起来，使营血畅行，这样便觉得爽快而按之就不会那么疼痛了。

《灵枢·周痹》曰：“风寒湿气，客于外分肉之间，迫切而为沫，沫得寒则聚，聚则排分肉而分裂也，分裂则痛。”

意思就是说：像风寒湿这样的邪气，都是从外至内逐渐侵入到人体的分肉之间，将肌肉之间的津液挤压为汁沫，汁沫因寒冷而凝聚为有形之物后，反过来充斥于分肉之间挤压分肉而使之分裂，因此就产生了疼痛。

当疼痛发生之后，人的注意力就会集中到疼痛的部位上，心神集中在这个地方就会使阳气聚敛，阳气聚则热生，热生则疼痛因热而解。

当这个部位的疼痛解除之后，邪气可能会继续流窜到其他的部位而聚集，于是疼痛也就随之转移到其他部位，因此疼痛就这样此起彼落。

像这样的病邪，在内并没有深入到脏腑之中，在外也没有通过皮表发散出来，而是独留于分肉之间，致使人体的真气不能顺畅地在周身贯通，因此叫作周痹。

在治疗这类疾病时，首先要沿着发病的经络，用手指按切诊察，以判断它的虚实，以及大络的血脉是不是瘀结不通，和经脉中有没有下陷空虚的情况，然后根据证候的情况进行调治。除了针刺、药物以外，还可以用熨蒸的方法通其经络，用按摩导引的方法行其气血。

当寒邪导致阳气不能像门轴在门臼中运转一样的活动于体内时，若是出现起居猝急而扰动阳气的情况，则会很容易出现神气外越的现象。

若是寒气深陷脉中，留滞于肉腠之间，就会造成气血不通而郁积，久则成为疮瘘。

当从腧穴侵入的寒气内传而迫及五脏之时，就会损伤神志，出现恐惧和惊骇的征象。

由于寒气的稽留，使营气不能顺利地运行，若是阻逆于肌肉之间，就会发生痈肿。

当汗出未止的时候，形体与阳气都受到一定的削弱，这时若有风寒内侵，就会造成俞穴闭阻而产生风疟。

《素问·阴阳应象大论》曰“寒极生热，热极生寒。寒气生浊，热气生清。清气在下，则伤飧泄。浊气在上，则生腹胀”。

当寒邪冷到了极点就会生热，当热邪热到了极点就会生寒；寒气能产生浊阴，热气能产生清阳；清阳之气居下而不升，就会发生泄泻之类的病。浊阴之气居上而不降，就会发生胀满之类的病。

清阳之气出于上窍，浊阴之气出于下窍；清阳之气发泄于腠理，浊阴之气内注于五脏；清阳之气善于充实与四肢，浊阴之气善于内走于六腑。

这即是阴阳寒热的正常与反常变化，也是疾病逆证与顺证的分别。

内　　伤

外感可以生寒，内伤饮食、情志亦可以生寒，《素问·厥论》曰："阳气衰于下，则为寒厥；阴气衰于下，则为热厥。"

厥者：即有形之物质阻塞经脉造成昏厥、气闭是也。人体内能造成阻塞的有形物质不外乎"痰"和"痧"，论有：一切怪症皆生于"痰"，一切卒症皆生于"痧"之说。

阳经之气循行于足五趾的外侧端，汇集于足底而聚到足心，若阴经之气衰竭于下而阳经之气偏胜，就会导致足底发热。

阴经之气起于足五趾的内侧端，汇集于膝下的后面，上聚于膝部，若阳经之气衰竭于下而阴经之气偏胜，就会导致从足五趾至膝部的厥冷，这种厥冷不是外寒的侵入造成的，而是由于体内的阳虚所致。所以膝关节寒冷的患者，要经常按揉或刮一刮膝窝及下部，会对你的膝关节疼痛有帮助。

前阴是许多经脉汇聚的地方，也是足太阴和足阳明经脉汇合之处，世人治疗生殖系统之疾病，皆以肾虚为要，而忽略了厥阴、太阴、阳明之所在。

一般情况下，人体在春、夏两个季节是阳气偏多而阴气偏少的时候，在秋、冬两个季节是阴气偏盛而阳气偏衰的时候。

有些人不顺应自然规律，自恃身体强壮，在秋、冬之时阳气偏衰的季节不注意保养，而是纵欲、过劳，使肾中的精气耗损而造成下焦亏虚，下焦精气亏虚则与上焦之气相争，虽然争得一部分上焦之气亦不能使肾精迅速恢复。随着精气不断地外溢，元阳也随之而虚，阳虚则生内寒，故阴寒之邪随着下焦上争之气而上逆，便形成了寒厥。

若是阴寒之邪气停聚于中焦，就会使胃气虚衰而不能化生水谷精微来营养经络，而导致阳气日益亏损。阴寒之气独胜于内，便出现了手足的厥冷。

厥证既可以使人腹部胀满，也可以使人猝然晕倒、不省人事，或者半天或一天时间才能苏醒，这是因为下焦之邪气充盛于上的缘故。

下部之气充盛于上则下部空虚，下部空虚则水谷不化，水谷不化则腹部胀满。

阳气本来就偏盛于上，若是下部之气并聚于上则会使气机失常，气机失常则上扰阳气，阳气被扰则逆乱，故不省人事。

《灵枢·百病始生》说："积之始生，得寒乃生，厥乃成积也。"

寒邪造成的厥逆之气，首先会使足部的阳气不通、血液凝涩，之后逐渐导致胫部寒冷，胫部的寒冷之气进而又使血脉凝滞；久之则寒冷之邪上逆，进入肠胃后导致肠胃的气机不通而腹胀，腹胀则肠道外组织间的水液与汁沫聚集在一起不得消散，这样日积月累就形成了积病。（痛经，子宫肌瘤、囊肿，前列腺肥大，性能力减弱的病因）

若是生活起居不慎，暴饮暴食，或用力过度，就会使肠胃的经脉过于充盈，而造成细小的络脉受到损伤。

表浅的阳络受到损伤，血液外溢，就会出现各种衄血的症状。

深部的阴络受到损伤，血则内溢，就会出现便血的症状。

若是肠胃的络脉受到损伤，血液就会溢散到肠道外的腹腔组织间，要是适逢肠外有寒邪稽留，肠道外的水液汁沫同外溢的血液相互搏结，凝聚在一起而不能消散也会发展成为积病，也就是胃肠部的肿瘤，进一步发展就是癌。

此外，若是外有寒邪侵袭，内有忧伤思虑或是愤怒郁闷等情志的损伤，同样会使气机紊乱而上逆，继而影响到六经的气血运行。

气急逆乱则阳气不运，阳气不运则不能使血液得到温煦而形成凝血，凝血郁结裹束不得消散，又会造成津液渗透不利，留着而不能布散，久之积病也就形成了，出现在什么部位什么部位就会有肿瘤产生。

传统医学当中所说的"积"，是不是当代医学所说的肌瘤或癌肿块有相似之处呢？读者可以自己思考分析，若是认可，癌症和肿瘤还可怕吗？

寒邪引起的病症

《素问·痹论》曰："荣者，水谷之精气也，和调与五脏，洒陈于六腑，乃能入于脉也，故循脉上下，贯五脏，络六腑也。卫者，水谷之悍气也，其气慓疾滑利，不能入于脉也，故循皮肤之中，分肉之间，熏于肓膜，散于胸腹，逆其气则病，从其气则愈，不与风寒湿气合，故不为痹。”

意思就是说：营气是水谷所化生的精气（也就是动脉血），它循着经脉上下运行，平和协调地运行于五脏、六腑之间，然后再汇入脉中，起着连贯五脏、六腑的作用。

卫气是水谷所化生的悍气（也就是细胞液和淋巴液），它流动迅疾而滑利，循行于皮肤肌肉之间，熏蒸于肓膜之中，敷布于胸腹之内，而不能进入脉中。

若是营卫之气的循行出现了逆乱，就会生病；若是营卫之气调和顺从了，疾病就会痊愈；若是营卫之气不与风寒湿之邪气相合，就不会引起痹病。

痹病就是由风、寒、湿三种邪气相互杂合伤人而形成的。其中风邪偏胜的叫行痹，寒邪偏胜的叫痛痹，湿邪偏胜的叫着痹。

另外在冬天得的病称为骨痹；在春天得病的称为筋痹；在夏天得病的称为脉痹；在长夏得病的称为肌痹；在秋天得病的称为皮痹。

五脏的精气，安静则精神内守，躁动则容易于耗散。若饮食过量，肠胃就会躁动受损而引发痹病，痹病侵入到五脏，症状的表现各有不同：

若致痹之邪引起了呼吸喘促，是痹发生在肺，肺痹的症状是：烦闷胀满，喘逆呕吐。

若致痹之邪引起了忧伤思虑，是痹发生在心，心痹的症状是：血脉不通畅，烦躁心悸，咽干，易嗳气，突然气逆上壅会喘息；若是遇到厥阴肝气上逆就会引起恐惧。

若致痹之痹引起遗尿，是痹发生在肾，肾痹的症状是：腹部易作胀，骨萎而足不能行，行步时臀部着地，脊柱屈曲畸形，高耸过头。

若致痹之邪引起了疲乏衰竭，是痹发生在肝，肝痹的症状是：夜眠多惊，饮水多而小便频数，疼痛循肝经由上而下相牵引，少腹如怀孕之状。

若致痹之邪引起了肌肉瘦削，是痹发生在脾，脾痹的症状是：四肢倦怠无力，咳嗽，呕吐清水，上腹部痞塞不通。

肠痹的症状是：频频饮水而小便困难，腹中肠鸣，时而出现完谷不化的泄泻。

膀胱痹的症状是：少腹膀胱部位按之疼痛，如同灌了热水似的小便涩滞不爽，上部鼻流清涕。

五脏都各自与其他组织器官相合，若病邪久留不除，就会内犯于相合的内脏。若是骨痹不愈，再感受了邪气，就会内舍于肾；若是筋痹不愈，再感受了邪气，就会内舍于肝；若是脉痹不愈，再感受了邪气，就会内舍于心；若是若肌痹不愈，再感受了邪气，就会内舍于脾；若是皮痹不愈，再感受了邪气，就会内舍于肺。

痹邪能侵犯六腑是饮食不节、起居失度所导致的根本原因。六腑各有俞穴，若外有风寒湿邪侵及它的俞穴，内有饮食所伤的病理基础与之相应，于是病邪就会循着俞穴入里而滞留在相应的腑。

总之，这些痹证都是各脏在所主的季节里重复感受了风、寒、湿的邪气所造成的，各种痹病日久不愈，就会进一步向内深入，其中：

痹邪内犯到五脏则死。

痹邪稽留在筋骨间则痛久难愈。

痹邪停留在皮肤间则容易痊愈。

痹病，若是寒气偏多就会疼痛，有寒所以才痛。

痹病不痛系患病日久，病邪深入，营卫之气运行涩滞，致使经络中气血空虚的缘故，所以不痛。

痹病麻木不仁是皮肤长期得不到营养的缘故。

痹病发生在骨则身重；发生在脉则血凝涩而不畅；发生在筋则屈曲而不能伸；发生在肌肉则麻木不仁；发生在皮肤则寒冷。

痹病表现为寒象是由于机体的阳气不足，阴气偏盛，阴气能助长寒邪之势，所以表现为寒象。

痹病表现为热象的，是由于机体的阳气偏盛，阴气不足，偏胜的阳气与偏胜的风邪相互结合而乘阴分，所以会出现热象。

其中多汗而皮肤湿润的，是由于感受邪湿太甚，加之机体的阳气不足，阴气偏盛，湿邪与偏盛的阴气相结合，所以汗出而皮肤湿润。

凡是痹病一类的疾患，遇寒则筋脉拘急，遇热则筋脉弛缓，其中风邪偏胜的痹病最容易痊愈。

《素问·举痛论》曰："人之五脏卒痛，何气使然？其痛或卒然而止者，或痛甚不休者，或痛甚不可按者，或按之而痛止者，或按之无益者，或喘动应手者，或心与背相引而痛者，或胁肋与少腹相引而痛者，或腹痛引阴股者，或痛宿昔而成积者，或卒然痛死不知人、有少间复生者，或痛而呕者，或腹痛而后泄者，或痛而闭不通者，凡此诸痛，各不同形，别之奈何？"

传统医学理论认为：人体经脉中的气血是流行不止，如环无端的，如果寒邪侵入了经脉，就会使经脉中的气血循行迟滞，经脉因不能畅行而血少，脉气也随之留止而不通，所以会突然作痛。

寒邪侵袭于脉外则经脉受寒，经脉受寒则经脉收缩不伸，收缩不伸则屈曲拘急而牵引在外的细小脉络，因内外引急，故突然发生疼痛。如果得到热气，则疼痛立刻停止。假如再次感受寒邪，使卫阳再次受损，就会久痛不止。

寒邪侵袭经脉之中，和人体本身的热气相互搏争，则经脉充满，脉满为实，不任压迫，故痛而不可按。

寒邪停留于脉中，人体本身的热气则随之而上，与寒邪相搏，使经脉充满，气血运行紊乱，故疼痛剧烈而不可触按。

寒邪侵袭于肠胃之间，膜原之下，以致血气凝涩而不散，细小的脉络拘急牵引，所以疼痛；如果以手按揉，则血气散行，故按之疼痛停止。

寒邪侵袭于侠脊之脉，由于邪侵的部位较深，按揉难以达到病所，故按揉也无济于事。

寒邪侵袭于冲脉之中，冲脉是从小腹关元穴开始，循腹上行，如因寒气侵入则冲脉不通，脉不通则气因之鼓脉欲通，故腹痛而跳动应手。

寒邪侵于背俞足太阳之脉，则血脉流行滞涩，脉涩则血虚，血虚则疼痛，因足太阳脉背俞与心相连，故心与背相引而痛，按揉能使热气来复，热气来复则寒邪消散，故疼痛即可停止。

寒邪侵袭于足厥阴之脉，足厥阴之脉循股阴入毛中，环阴器抵少腹，布胁肋而属于肝，寒邪侵入于脉中，则血凝涩而脉紧急，故胁肋与少腹牵引作痛。

寒厥之气客于阴股。寒邪侵袭于小肠膜原之间、络血之中，使络血凝涩不能流注于大经脉，血气留止不能畅行，故日久便可结成积聚。

寒邪侵袭于五脏，迫使五脏之气逆而上行，以致脏气上越外泄，阴气竭于内，阳气不得入，阴阳暂时相离，故突然疼痛昏死，不知人事；如果阳气复返，阴阳相接，则可以苏醒。

寒邪侵袭于肠胃，迫使肠胃之气逆而上行，故出现疼痛而呕吐。

寒邪复袭于小肠，小肠为受盛之腑，因寒而阳气不化，水谷不得停留，故泄泻而腹痛。

如果是热邪留蓄于小肠，也可以发生肠中疼痛，由于内热伤津而唇焦口渴，粪便坚硬难以排出，故腹痛而大便闭结不通。

上面重点介绍了寒邪侵袭人体不同部位造成的不同症状，下面我们再把《灵枢·水胀》中关于水胀与肤胀、鼓胀、肠覃、石瘕、石水形成的病因，症状，鉴别诊断介绍如下：

一、水胀

水胀之病在发病之初，病人的下眼睑会微肿，好像刚睡醒时的样子，人迎脉的搏动也非常明显，并经常咳嗽，大腿内侧寒冷，脚和小腿浮肿，腹部凸起，若是出现上述症状，说明水胀病已经形成。

用手按压病人的腹部，放开手时被按压的凹陷部位随手而起，就好像按在盛水的袋子上一样，这就是水胀病的特征。

二、肤胀

肤胀之病是因为寒邪侵入到皮肤之间引起的，病人的症状表现为：全身浮肿，腹部凸起，皮肤的颜色没有变化，皮肤厚，用手叩击腹部就像击鼓一样中空而不坚实，用手按压腹部，放开手时凹陷部位不能随手而起，这就是肤胀病的特征。

三、膨胀

膨胀之病所表现的腹部凸起和全身肿胀与肤胀病相同。只是膨胀病的肤色青黄，腹部的青筋暴露，这是膨胀病的特征。

四、肠覃

肠覃之病是寒邪侵袭到肠体的外面，与卫气相互搏结在一起，使卫气不能正常运行。寒邪与卫气滞留在身体深处并附着于肠外，随着病邪的逐渐增长，便形成了息肉。

肠覃病的初期，腹部的肿块像鸡蛋那样大，随着疾病的发展，肿块也逐渐增大，发展到最后腹部像怀孕一样隆起，病程长者可以历经数年。

用手按压肿块很坚硬，推之能够移动。若是女人月经仍旧会按时来潮。

五、石瘕

石瘕之病的病灶在子宫中，它是由于寒邪侵犯了子宫口，使子宫口闭塞，气血不能流通，本应按时排泄的恶血不能排泄，以致凝结成块而滞留在子宫中，随时间的推移而逐渐增大，腹部也像怀孕一样隆起，但是月经不能按时来潮。患这种病的都是女性，可以用通导攻下的方法以祛除瘀血来进行治疗。

没错，子宫肌瘤只有女性会得，若是把思路展开，是不是可以说，所有的肿瘤都在因寒而起的呢？若是这个推论是正确的，那么“癌症”是不是也是因寒而起的呢？若这个推论也是正确的，那么治疗谈及色变的“癌症”有什么难治的呢？

对于肤胀和膨胀病这两种疾病，《灵枢·水胀》给出的治疗方案是：“先泻其胀之血络，后调其经，刺去其血络也”。

《素问·脉要精微论》“帝曰：诸痈肿筋挛骨痛，此皆安生？岐伯曰：此寒气之肿，八风之变也。”

也就是说：各种痈肿、筋挛、骨痛的病变，都是因为寒气聚集和八风邪气侵犯人体后所发生的变化。

《灵枢·寿夭刚柔》“帝曰：营卫寒痹之为病奈何？伯高答曰：营之生病也，寒热少气，血上下行。卫之生病也，气痛时来时去，怫忾贲响，风寒客于肠胃之中。寒痹之为病也，留而不去，时痛而皮不仁”。

营与血本为一体，若是营血生病，邪气在营血中上下妄行，其症状表现为：寒热往来，气弱而无力。

卫与气本为一体，若是卫气生病，其症状表现为无形之痛，时来时去，忽痛忽止，并伴有腹部胀满不舒，或腹中肠鸣作响等现象，这些都是因为风寒客于肠胃之中，导致气机不畅所形成的。

寒痹所造成的疾病，都是因为寒邪停留在经络之间，使血脉中的阳气不足凝滞不行所造成的，所以会出现肌肉疼痛，久病难去，或皮肤麻木不仁、不知痛痒的现象。

对于寒痹的治疗，《灵枢·寿夭刚柔》曰：“刺布衣者，以火焠之；刺大人者，以药熨之”。

对于普通的劳动者，由于他们身体强健，皮厚肉坚，耐受力强，可以用火针或艾灸的方法来进行治疗；而对于那些所谓的王公贵族，由于他们养尊处优，皮薄肉脆而不耐痛楚者，应当采用药熨的方法来进行治疗。

由此可以看出中医治病之细腻、之人性化，较之现代医学之规范化、系统化，真不知那个更科学、更合理、更值得推广？

古人曰：没有治不好的病，只有治不好病的医生。推而广之，不是“癌症”治不了，而是当代的医生太愚昧。

诊断治疗

风寒之邪侵犯人体，首先侵袭的是外在的形体；忧恐忿怒等情志的刺激，则首先影响到的是体内气机的运行。

若是人体气机的运行失于协调，就会造成五脏不和而使五脏发病。比如，精神紧张就会造成心率加快，长期忧郁就会影响肺的功能而胸闷气短。

若是寒邪侵袭到形体，就会使形体受伤而在机体相应的部位产生病证。比如风寒之邪伤及筋脉，就会在筋脉的相应部位出现病证。这就是形体或气机受到了伤害后，在相应的部位表现出或在外或在内的发病情况。

风寒之邪侵犯到人体的阳分所造成的疾患叫作风，风寒之邪侵犯到人体的阴分所造成的疾患叫作痹，风寒之邪同时侵犯到人体的阴分和阳分所造成的疾患叫作风痹。

病患在体表有形态的变化而不疼痛，说明其发病的部位在浅表、在卫气，我们把它归纳为属于阳性一类的疾病。

病患在体表没有形态的变化却有疼痛感，说明其发病的部位在深处、在营血，我们把它归纳为属于阴性一类的疾病。

在体表没有形态的改变却能感觉到疼痛这一类的病证，说明其属于阳性的卫气完好无损，只是属于阴性的营血有病，这时应该重点治疗其属于阴性的营血，而不是重点治疗其属于阳性的卫气。

反之，体表有形态的改变而感觉不到疼痛这一类的病证，说明其属于阴性的营血没有患病，而只是属于阳性的卫气受到了损伤，这时应该重点地治疗其属阳的卫气，而不是重点治疗其属阴的营血。

若是表里阴阳同时感受了邪气，病理表现有时会在体表出现，有时就会在脏腑而不在体表出现。此时倘若有心中烦躁不安的症状出现，说明属阴的营血感受的邪气甚于属阳的卫气，这种情况属于既不全是在表又不全是在里。

若是表里阴阳都已受病，病情得不到有效控制，继续发展下去其离形体败坏就不太远了。

不好判断人体疾病严重程度或性质的时候，《素问·宝命全形论》教给了我们一个用自然界的事物做比喻，由外及里的简单方法。

比如：盐味是咸的，当贮藏在器具中的时候，看到渗出水来，这就是盐气外泄。

比如：琴弦将要断的时候，就会发出嘶败的声音。

比如：内部已溃的树木，其枝叶好像很繁茂，实际上外盛中空，极容易萎谢。

人在疾病深重的时候，也会产生异常现象，比如突然出现的呃逆等。

总之，长期患病的人，只要是突然出现了异常的现象，就说明气血已经枯槁，内脏的功能已经遭到了严重的破坏，这时的药物或针灸都已经失去治疗作用，生命也很难挽回了。

第四节　热邪与疾病的关系

《素问·阴阳应象大论》曰："壮火之气衰，少火之气壮；壮火食气，气食少火；壮火散气，少火生气”。

此言简明扼要地论述了“火”与人体生理功能的关系。

食物进入人体经过脾胃的消化吸收（现代解剖学认为负责消化吸收的是胃、小肠、大肠以及胆和胰腺）转化为“精微物质”（糖和蛋白质等），然后再转化为热能供人体消耗掉，周而复始。

若是人体高度紧张、激动，或外感暑热，过度地消耗正常的热能，就会使人体变得虚弱。假若是人体热能的摄入量不变，却不运动或外感风寒，使热能得不到应有的消耗，机体就会发热。

基于以上原因，故在临床用药或食疗的时候，一定要注意“用热药散热者宜量大，以壮火散气；用热药温经者宜量小，以少火生气也。”

《素问·刺热》认为五脏及经脉皆会出现热病，文章中对热病的症状、治疗以及疾病的发展变化都进行了详细的论述。

一、肝脏发生热病，会先出现小便黄，腹痛，多卧，身发热。当邪气入脏与正气相争时，则狂言惊骇、胁部满痛、手足躁扰不得安卧。

逢到庚辛日金旺之时则因木受金克而病重，若邪气胜脏则病情会更加严重将在庚辛日死亡，若逢甲乙日木旺之时便会大汗出而热退。

治疗时应刺足厥阴肝和足少阳胆经。

若肝气上逆则见头痛眩晕，这是因为热邪循肝脉上冲于头所致。

二、心脏发热病，先觉得心中不愉快，数天以后始发热，当热邪入脏与正气相争时则突然心痛、烦闷、时呕、头痛、面赤、无汗。

逢到壬癸日水旺之时则因火受水克而病重，若邪气胜脏则病情会更加严重将在壬癸日死亡，若逢丙丁日火旺之时便会大汗出而热退。

治疗时应刺手少阴心和手太阳小肠经。

三、脾脏发生热病，先感觉头重，面颊痛，心烦，额部发青，欲呕，身热。当热邪入脏与正气相争时，则腰痛不可以俯仰，腹部胀满而泄泻，两颌部疼痛。

逢到甲乙日木旺之时则因土受木克而病重，若邪气胜脏时病情会更加严重就会在甲乙日死亡，若逢戊己日土旺之时便会大汗出而热退。

治疗时刺足太阴脾和足阳明胃经。

四、肺脏发生热病，先感到体表淅淅然寒冷，毫毛竖立，畏恶风寒，舌上发黄，全身发热。当热邪入脏与正气相争时则气喘咳嗽，疼痛走窜于胸膺背部而不能太息，头痛得很厉害，汗出而恶寒。

逢丙丁日火旺之时则因金受火克而病重，若邪气胜脏时病情会更加严重就会在丙丁日死亡，若逢庚辛日金旺之时便会大汗出而热退。

治疗时刺手太阴肺和手阳明大肠经，刺出其血如大豆样大则热邪去而经脉和，病可立愈。

五、肾脏发生热病，先觉腰痛和小腿发酸，口渴得很厉害，频频饮水，全身发热。当邪热入脏与正气相争时，则项痛而强直，小腿寒冷酸痛，足心发热，不欲言语。

如果肾气上逆则项痛头眩晕而摇动不定，若逢戊己日土旺之时则因水受土克而病重，若邪气胜脏时病情会更加严重就会在戊己日死亡，若逢壬癸日水旺之时便会大汗出而热退。

治疗时刺足少阴肾和足太阳膀胱经。

以上所说的诸脏之大汗出，都是指到了各脏器最旺之日，正胜邪却，即大汗出而热退病愈。

热病在面部的反应及治疗

肝脏发生热病，左颊部先见赤色；

心脏发生热病，额部先见赤色；

脾脏发生热病，鼻部先见赤色；

肺脏发生热病，右颊部先见赤色；

肾脏发生热病，颐部先见赤色。

病虽然还没有发作，但面部已有赤色出现，就应当予以治疗，这就叫作“治未病”。

若是热病只是在五脏的色部所在位置出现赤色，而并未见到其他并发的症状，为病情尚且轻浅，若能及时给予治疗，到其当旺之日，热病即可痊愈。

若是治疗不当，当泻反补、当补反泻，就会延长病程；遇到虚证则需要通过三次当旺之日才能治愈；若一再误治则必然会使病情恶化而造成死亡。

诸脏的热病应当汗出的，都是至其当旺之日，大汗出而病愈。

凡是治疗热病，都应当让患者多喝些清凉的饮料以解里热，然后再进行针刺，并且要让病人穿单薄一些的衣服，尽量居住在凉爽的地方，以解除其表热，这样就可以快速地使表里之热退去而身凉病愈。

热病若是首先出现胸胁痛，手足躁扰不安的，是邪在足少阳经，应刺足少阳经以泻阳分之邪，补足太阴经以培补脾土，病重的可以用“五十九刺”的方法。

热病若是首先手臂痛的，是病在上而发于阳，可以用刺法刺手阳明、太阴二经之穴，若能汗出则热止。

热病开始发于头部的，是太阳为病，可以用刺法刺足太阳颈项部的穴位，若能汗出则热止。

热病开始发于足胫部的，是病发于阳而始于下，可以用刺法刺足阳明经穴，若能汗出则热止。

热病若是首先出现身体重，骨节痛，耳聋，昏倦嗜睡的，是发于少阴的热病，可以用刺法刺足少阴经之穴，病重的用“五十九刺”的方法。

热病若是首先出现头部眩晕昏冒而后发热，胸胁胀满的，是病发于少阳，并将传入少阴，使阴阳枢机失常，可以用刺法刺足少阴和足少阳二经，使邪从枢转而外出。

太阳经脉之病，赤色出现于颧骨部的，就属于热病。倘若色泽尚未出现晦暗是病尚轻浅，到其当旺之时若能汗出则病愈。若同时又见少阴经的脉证，此为火盛水衰的死证，死期不过三日，这是因为热病已连于肾。

少阳经脉之病，赤色出现于面颊的前方，这是少阳经脉热病，倘若色泽尚未出现晦暗是病邪尚浅，到其当旺之时若能汗出则病愈。若同时又见少阴脉色现于颊部，是母胜其子的死证，其死期不过三日。

诊察面部之色，可以推知腹部疾病，如颊部赤色由下向上到颧骨部的为有“大瘕泄”病（本病相当于西医学所说慢性非特异性溃疡性结肠炎。年高体弱而病久者不易治愈，部分病例有转变成肠癌之可能）；若见赤色自颊下行至颊车部的为腹部胀满；赤色见于颧骨后侧的为胁痛；赤色见于颊上的为病在膈上。

有的温热病患者，汗出之后随即又发热，并且脉象急疾躁动，其病势不仅不会因汗出而衰减，反而出现言语狂乱，不进饮食等症状，对于这种现象《素问·评热病论》称之为阴阳交，阴阳交是死症。

《热论》也认为汗出而脉仍然躁盛者是死证。同时，狂言乱语是神志失常的表现，神志失常也是死证。

人之所以能够出汗，是依赖于水谷所化生的精气，水谷之精气旺盛，便能胜过邪气而出汗，现在邪气与正气交争于骨肉之间，汗出是邪气退而精气胜的表现，精气胜就应当能进饮食而不再发热。

复发热是邪气尚留，汗出是精气胜邪，现在汗出后又复发热，是邪气胜过精气。

不进饮食，则精气得不到补充，邪热又逗留不去，这样发展下去病人的生命就会发生危险。

现在其脉象不与汗出相应，这是精气已经不能胜过邪气的表现，三种死亡的证候都已出现，病虽可能因汗出而暂时减轻，但终究还是要死亡的。

有的病会出现全身发热汗出而烦闷，其烦闷并不因汗出而缓解，《热论》管这种病的病名叫风厥。

汗出而全身发热是因感受了风邪；烦闷不解是由于下气上逆所致，因为足太阳经为诸阳之主气，主人一身之表，当人体受到外邪侵袭的时候，足太阳经首先会感受风邪的侵袭。少阴与太阳互为表里，表病则里必应之，故少阴受太阳发热的影响，其气亦从之而上逆，上逆便称为厥。治疗时应刺太阳、少阴表里两经，即刺太阳以泻风热之邪，刺少阴以降上逆之气，并内服汤药。

遇到上述类似的病症，坚决改用辛凉之药以解表，苦寒之药以清里，食疗也是同理，要食用辛凉苦寒之物。

《素问·痿论》曰：“肺者，藏之长也，为心之盖也”。

肺是诸脏之长，在心脏的上面为之华盖。肺主全身皮毛，心主全身血脉，肝主全身筋膜，脾主全身肌肉，肾主全身骨髓。

若是遇有失意的事情，或个人要求得不到满足，则使肺气郁而不畅，于是会出现喘息有声的症状，进而会因气郁而化热，造成肺叶枯焦，精气因此不能敷布于周身，五脏因肺叶焦枯而得不到营养，所以就会发生痿躄。（痿躄者，扑倒、瘸腿是也。）

肺有热的痿，面色白而毛发衰败。

肺脏有热，灼伤津液则枯焦，皮毛也成虚弱、干枯不润的状态，热邪不去，则变生痿躄。

如果悲哀过度，就会因气机郁结而使心包络隔绝不通，心包络隔绝不通则会导致阳气在内妄动，逼迫心血下崩，于是屡次小便出血。

心脏有热，可使气血上逆，气血上逆就会引起在下的血脉空虚，血脉空虚就会变生脉痿，使关节如折而不能提举，足胫弛缓而不能着地行路。所以《本病》曰："大经空虚，发为肌痹，传为脉痿"。心有热邪的痿证，其面色红而浅表血络充盈显现。

如果无穷无尽地胡思乱想而欲望又不能达到，或意念受到外界的影响而惑乱，房事又不加节制，这些都可以导致宗筋弛缓，形成筋痿或白浊、白带之类疾患。所以《下经》曰："筋痿者，生于肝使内也"。肝有热邪的痿证，其面色青而爪甲枯槁。肝脏有热，可使胆汁外溢而口苦，筋膜失养而干枯，以至筋脉挛缩拘急，变生筋痿。

如果每日都感受湿邪的浸渍，会导致了湿邪痹阻而肌肉麻木不仁，最终则发展为肉痿。所以《下经》曰："肉痿者，得之湿地也"。脾有热邪的痿证，面色黄而肌肉蠕动。脾有邪热，则灼耗胃筋而口渴，肌肉失养而麻木不仁，变生不知痛痒的肉痿。

如果长途跋涉，劳累太甚，又逢炎热天气而口渴，于是阳气化热内扰，内扰的邪热侵入肾脏，肾为水脏，如水不胜火，灼耗阴精，就会骨枯髓空，致使两足不能支持身体，腰脊不能举动，而形成骨痿，其面色黑而牙齿枯槁。所以《下经》曰："骨痿者，生于大热也"。

阳明是五脏六腑营养的源泉，能濡养宗筋，宗筋主要的功能是约束骨节，使关节运动灵活。冲脉为十二经气血汇聚之处，能输送气血以渗透灌溉分肉腠理，它与足阳明经会合于宗筋。

阴经阳经都总汇于宗筋，再会合于足阳明经的气衔穴，故阳明经是它们的统领。诸经又都连属于带脉，系络于督脉，所以阳明经气血不足则宗筋失养而弛缓，带脉也不能收引诸脉，所以就造成两足痿弱而不能用了。

阳明为十二经之长，此经的气血最盛，所以感受了邪气病人容易神识昏迷。若是三天以后阳明经的气血竭尽，就会出现死亡。

外感发热都属于伤寒一类，其中有的痊愈、有的死亡，死亡的时间往往在六七日之间，痊愈的都在十日以上，《素问·热论》认为这其中的道理就在于太阳经在六经之中为最长，能统摄阳分，故诸阳皆隶属于太阳。

太阳经上连于风府，与督脉、阳维相会，循行于巅背之表，所以太阳经为诸阳之主气，主一身之表。人感受了寒邪以后就会发热，发热虽重一般不会死亡；如果是阴阳二经表里同时感受了寒邪而发病，就难免会死亡了。

伤于寒邪而成为温热病的，病发于夏至日以前的就称之为温病，病发于夏至日以后的就称之为暑病。

暑病若是有汗出，可以使暑热从汗而散泄，所以当暑病汗出时，不要制止。

发热注意事项

若是出现热病已经痊愈而余邪仍然不尽的现象，是因为在发热较重的时候强行进食的结果。

即便是在病势已经衰退，但尚有余热蕴藏于内的时候，如果勉强让病人进食，也会因饮食不化而生热，此热与残存的余热相合则必然重新发热，就会有余热不尽的情况出现。

所以发热的病人在护理上一定要注意：在热势开始稍衰的时候，千万不要吃肉食，如果吃了肉食病即复发；如果饮食过多就会出现余热不尽的现象，这些都是热病所应当禁忌的。

酒

酒，是日常生活当中不可或缺的饮品，祭祀祖先、缅怀英烈、朋友聚会，接待客人都离不开酒，酒文化——已经是传统文化当中的一个组成部分。

酒除了文化范畴之外，还有一定的治疗保健作用。酒，味辛甘，性热有大毒，入心肝二经，有活血化瘀，疏通经络，祛风散寒，消积冷健胃之功效。《本草备要》记载："少饮则和血运气，壮神御寒，遣兴消愁，辞邪逐秽，暖内脏，行药势。多饮则伤神耗血，损胃烁精，动火生痰，发怒助欲，乃至广生湿热诸病"。

《灵枢·论勇》曰："酒者，水谷之精，熟谷之液也，其气慓悍，其入于胃中，则胃胀，气上逆，满于胸中，肝浮胆横，当是之时，固比勇士，气衰则悔，名曰酒悖也"。

酒性慓悍，入于胃中，会使胃气胀满而上逆，充满于胸中，从也使得肝脏上浮，胆囊横生，这时即使是平日胆小的人也可以像勇士无畏，一旦酒气衰落，马上就会后悔。也就是常说的"酒壮怂人胆"，这种现象称之为"酒悖"。

酒性剽悍，入胃则直接运行于皮肤之络脉之中，从而使络脉中的血液充满，反而使经脉中的血液显得空虚。脾的功能主要是输送胃中的津液营养，若是饮酒过度则会使津液亏虚；津液亏虚则脾无所输，脾无所输则剽悍的酒热之气乘虚而入，干扰于内则导致胃气不和；胃气不和则造成阴精化生无源而枯竭；阴精枯竭就不能营养四肢百骸而消瘦。

若是醉酒或饮食太过之后经常行房纵欲，会使酒食之气郁滞在脾中不得宣散，酒气与谷气相互搏结，会酝酿成热，热盛于中焦进而波及周身，就会造成小便色赤而形成糖尿病。

酒性剽悍浓烈，若长期饮用，就必然会使肾的精气受到损伤而日益虚衰，造成阴精虚阳气胜，阳气独盛于内的局面，从而出现手足发热的症状。

《灵枢·经脉》曰："饮酒者，卫气先行皮肤，先充络脉，络脉先盛。故卫气已平，营气乃满，而经脉大盛，脉之卒然动者，皆邪气居之，留于本末，不动则热，不坚则陷且空，不与众同，是以知其何脉之动也"。

病机简论

发热病在金元以前皆如《素问·热论》所言："今夫热病者，皆伤寒之类也"，很多纯粹的热病亦作为伤寒治疗，故造成许多医疗事故，刘完素深恶痛绝，以《素问·至真要大论》篇中的"病机论"为基础，引经据典，广发议论，成为后世"温病学派"的开山鼻祖。

刘完素虽然在《素问玄机原病式》《素问病机气宜保命集》等篇中引经据典、广发议论，对《素问·至真要大论》中的病机学说进行了发展，但他并没有对其中的不足或者说偏颇进行纠正。

《素问·至真要大论》中的病机之论，不但不能明理，反而足以乱经。尤其一个"诸"字，把很多人的灵性和思维限制了起来，使他们在临床实践当中常常误入歧途。因为一个"诸"字，代表的是所有和全部之意，亦是肯定之语气，使很多学习者误认为这是唯一的病机。下面我们把"诸"字翻译成"凡是"，用白话的方式就其不足或者说有偏颇的地方进行一下论述，其合理部分请参考刘完素的上述两本书。

经曰："诸风掉眩，皆属于肝"。

凡是因风病而产生的颤动、眩晕，都属于肝。肝应春，主升发、主风、主动；眩为动，是肝阴不足、肝血虚亏，肝阳不得抑制之故也。因个"诸"字使学习者往往只注意了这一点，而忘记了另有论曰：无痰不作眩。痰者，脾阳不足，不能运化水谷精微所产生之物也。

经曰："诸寒收引，皆属于肾"。

凡是因寒病而产生的筋脉拘急，都属于肾。肾主寒，是指肾应冬，故曰肾主寒。肾阳不足可以因寒收引，心阳不足亦可为寒。肾主藏，肺主收，肺阳（气）不足则宣发无力，宣发无力则收引太过，故诸寒收引非皆肾也。

经曰："诸气愤郁，皆属于肺"。

凡是因气病而产生的烦满郁闷，都属于肺。中医基础理论说：肝主升发，肺主宣发。肺气不宣则胃气不降而能使诸气膹郁，肝气不升则肝气郁结亦能使诸气膹郁。

经曰："诸湿肿满，皆属于脾"。

凡是因湿病而产生的浮肿胀满，都属于脾。脾主湿、肝主风、肺主燥。脾阳不足故能生湿，然肝阳不升则脾阳不足，故亦可湿满；肺不宣发则气机不降，气机不降则水湿不利亦能湿满。

经曰："诸热瞀瘛，皆属于火"。

凡是因热病而产生的视物昏花，肢体抽搐，都属于火。心主火，火为热，然视物昏花，肢体抽搐不可独清心火。因肺主皮毛，若外感风寒使"鬼门"（毛孔）不开，体内多余之热不得宣散。亦可为热、为"瞀瘈"，故治热病或"瞀瘈"之类，必须要考虑宣肺开"鬼门"，采用发汗之方法，驱邪而不伤正。

经曰："诸痛痒疮，皆属于心"。

凡是疼痛、搔痒、疮疡这样的病，都属于心。痛者，寒凝收引之故也；痒者，"美疾也"小热不得从"鬼门"出之故也；疮者，热郁于腠理之间不得宣散，化脓而成疮。病因看似为火，病机实为虚热不得宣散也。吾对此论之谬深有体会：

有朋友在家门口开餐厅，天天晚上约吾喝补酒，吾有用冷水洗脚的习惯，一年后腿肿，脚趾缝流黄水。吾曾大量服用清热解毒之药，黄水不流了但患处总是不好，后又改用外敷之剂，久之患部形成硬皮病，有说是牛皮癣。见此情景又改用补肾温脾肺之药，开始未愈合处流黄水，因是给自己治疗并无畏惧之心，一个月后患处结痂，其后又大量服用了桂枝、干姜、附子之类，并配合局部刺血才开始逐渐好转起来。

吾亦曾治疗一个湿疹患者，男、十七岁。六七岁得病，服用清热解毒之剂即愈，停药即犯。患者湿疹遍布全身，面部郁黑，因自己有切身体会，知是脾肾阳虚、肺气不宣之故，便用辛温宣散之剂，患者服后病患处开始流黄水，有些恐惧，在吾的解释疏导下坚持服药，半月后黄水止住，之后继续用辛温之剂，一年后患者痊愈。故得出结论：非红肿热痛之疮疡，皆以辛温宣散之剂，微加苦寒之药。红肿热痛面积小者，以刺血拔罐为要。

通过上述病例充分理解了古人所谓"内不治喘、外不治癣"之意，严格按经文治疗有时并不去病，不按经文治疗出了事故又没有理论依据。同时也验证了有位老师所言“医生是一脚医院一脚法院”之尴尬。

经曰：“诸厥固泄，皆属于下”。

凡是厥逆，二便不通或失禁的，都属于下焦。经曰：“清阳在下则为飧泄”，清阳者为热；“浊阴在上则为胀满”，浊阴者为寒。肝、脾、肾三经皆绕二阴，足受寒邪则三经之气厥逆而不通，致二便或不通或失禁。另脾主升清泌浊，泄泻者，脾虚之故也。

经曰：“诸痿喘呕，皆属于上”。

凡是患痿软、喘逆、呕吐的，都属于上焦。经曰：“寒则收引、热则痿软”。又曰：“肝主筋、脾主肉”故“痿症”似乎与上下无关也。肺主呼吸，肾主纳气，肝主条达，故治喘者，肺肾肝之属，似乎与上下也无关也。呕者，胃气上逆也，寒邪所致，也无关上下之事也。

经曰：“诸禁鼓栗，如丧神守，皆属于火”。

凡是口噤不开、寒战、口齿叩击、神志不安这样的病，都属于火。上病若属于火，必是高烧不退才可出现。若肾阳亏虚，稍有风寒即可出现口噤不开、寒战、口齿叩击之症状，冬日小便亦可出现，此热散之故也。心肾之阳不足则心无所依，故神志不安也。

经曰：“诸痉项强，皆属于湿”。

凡是痉病、颈项强急，都属于湿。痉者，痉挛也；强者，强直而不能运转也；皆寒邪之属也。刺热篇说：“热争则项痛而强”，热争者，热与寒相争也，与湿邪无关。湿邪的最主要表现就是重浊，若在头项部应为头重如裹才是。

经曰：“诸逆冲上，皆属于火”。

凡是气逆上冲这样的疾病，都属于火。《伤寒论》治疗逆冲而上、奔豚之症，用桂枝汤主之，桂枝汤辛温之剂用治“火病”，有违经意。

经曰：“诸胀腹大，皆属于热”。

凡是胀满腹大这样的疾病，都属于热。胀论中说：“寒气逆上，真邪相攻，两气相搏，乃合为胀”，水胀篇也没有说“胀”是由热而引起，而是由寒所致。

吾亦曾治疗一个女病人，腹大如待产之妇，面色郁黑，脉滑数，观面色应为阳虚，脉又似热证，遍翻肿胀之书，皆曰：肝气郁结、水湿不下等等，治疗一个多月同样无效。病人走后，偶翻《内经》见有："壮火之气衰，少火之气壮；壮火食气，气食少火；壮火散气，少火生气。"之论，后悔不已，若用大剂量的温经散寒之剂，病人肯定会痊愈。

经曰："诸躁狂越，皆属于火"。

凡是躁动不安，发狂而举动失常的，都属于火。虽为火证，临床也要分辨是何脏或何经之火，少阳心火、阳明胃火、厥阴肝火皆可使人躁动不安、发狂奔走，故不可动辄牛黄清心丸。

经曰："诸暴强直，皆属于风"。

凡是突然发生强直的症状，都是属于风邪。此风非是简单的肝风内动，而是火极生风、生寒而引起的极度收引所致。

经曰："诸病有声鼓之如鼓，皆属于热"。

凡是病而有声如肠鸣，在触诊时发现如鼓音的，都属于热。经曰："壮火食气"，何能鼓之？即使有热，也是假热或虚热。又曰：胃有热则消谷善饥，胃有寒则完谷不化。都以消化掉了，哪来的鼓音和肠鸣音。

经曰："诸病附肿疼酸惊骇，皆属于火"。

凡是浮肿、疼痛、酸楚，惊骇不安这类的病，都属于火。肝藏魂、肺藏魄，魂魄之气不足则惊骇；疼酸浮肿者，是肺气不得宣发，腠理之间的虚寒、虚热及水湿不得外出造成的。

经曰："诸转反戾，水液浑浊，皆属于热"。

凡是转筋挛急，排出的水液浑浊，都属于热。风寒束肺，"鬼门"关闭，也能生热。但转筋挛急，纯属寒则拘急，怎会是热证呢？

经曰："诸病水液，澄澈清冷，皆属于寒"。

凡是排出的水液感觉清亮、寒冷，都属于寒。此论无异议。

经曰："诸呕吐酸，暴注下迫，皆属于热"。

凡是呕吐酸水，或者突然出现急泄而有窘迫的感觉，都属于热。此热者非真热也，是外寒挟内热也，用清热之法可以缓解，不解根本，不如用温散之法更为妥当。有食管反流者，根据此论治疗久治不愈，何也？都是看表象而没有把握实质，此病是真寒假热之症，学习者不妨一试。

因此要谨慎地注意病机，了解各种症状的所属，有五行之邪的要加以推求，没有五行之气的也要加以推求，如果是盛要看为什么盛，如果是虚要看为什么虚。一定得先分析五气中何气所胜、五脏中何脏受病，然后在疏通其血气，使其调和畅通而归于平和，这就是所谓的疾病病机。

综上可知，读经不可断章取义，亦不可认为那一句话就是绝对真理，任何事物都有正反两面，也就是阴阳两性，“绝对”本身就是不对的，就是不符合客观规律的。

第五节　湿邪与疾病的关系

《素问·生气通天论》曰：“因于湿，首如裹，湿热不攘，大筋软短，小筋弛长，软短为拘，弛长为痿”。

若是感受了湿邪，头部就会像有物蒙裹一样沉重。若是湿热相兼而不能排除，就会伤害到大小诸筋而出现短缩或弛纵，筋要是短缩就会造成拘挛，弛纵就会造成痿弱。

“汗出见湿，乃生痤疿”

出汗的时候若是遇到湿邪阻遏，就容易发生小的疮疖和痱子。

“秋伤于湿，上逆而咳，发为痿厥”。

秋天若是感受了湿邪，就会出现邪气上逆而咳嗽，并且可能会发展成为痿厥病。

在整部《黄帝内经》中吾就找到这一点单纯论述湿邪的文字，其他都是和风、寒、暑、热之邪相伴为害的论述。

第六节　暑邪与疾病的关系

《素问·生气通天论》曰：“因于暑，汗，烦则喘喝，静则多言，体若燔碳，汗出而散”。若是感受了暑邪，则会多汗而烦躁、喝喝而喘；安静时也会多言多语。

若是身体发高热，就会像碳火烧灼一样难受，但一经汗出则热邪就能散去。

“夏伤于暑，秋为痎疟”

夏天若是感受了暑邪，到了秋天就会发生疟疾病。

夏伤于暑，不得发泄，暑湿至秋而收敛入内，在上则烦渴满闷，在下则为飧泄下利。

第七节　阴阳气血与疾病的关系

阴阳与疾病

《素问·生气通天论》曰：“故阳气者，一日而主外，平旦人气生，日中而阳气隆，日西而阳气已虚，气门乃闭，是故暮而收拒，无扰筋骨，无见雾露，反此三时，形乃困薄”。

人体的阳气，在清晨的时候开始活跃，并逐渐趋向于外，主司体表；到中午的时候，阳气达到最旺盛的阶段；太阳偏西的时候，体表的阳气开始逐渐虚少，汗孔也开始闭合；到了晚上，阳气收敛拒守于内，这个时候不要轻易扰动筋骨，也不要接近雾露；如果一天之内在这四个时间段违反了阳气的活动规律，形体就会很容易被邪气所侵扰而出现困乏、衰薄的症状。

人体的阳气既能养神而使精神慧爽，也能养筋而使诸筋柔韧，若被伤及则诸筋就会弛纵不收而不能随意运动。

人体的阳气在大怒的时候就会上逆，营血也会随着阳气的上升而淤积于上，与身体其他部位的气血相互干扰，若是阻隔不通便会使人发生薄厥。

在人体烦劳过度的时候，阳气也会亢盛而外张，使阴精逐渐耗竭。

若是汗孔（鬼门）的开合失常，邪气就会随之侵入而损伤阳气，以致筋失所养，造成身体俯曲不伸。

汗出未止的时候，形体与阳气都会受到一定的削弱，这时若是风寒内侵，使俞穴闭阻，就会发生风疟。如此多次重复，阳气愈盛则阴血愈亏，到了夏季暑热之时，就容易使人发生煎厥病，发作的时候眼睛昏蒙而看不见东西，耳朵闭塞而听不到声音，严重之时就会像城池崩塌、急流奔泻一样不可收拾。

“因于气而为肿”，由于气机的阻滞，机体就会出现肿胀。

气伤则肿，那气为何物呢？肿又是因何而形成的呢？现代医学研究证明：肿是因细胞液或淋巴液聚集而成，反过来想，中医之气是否即是现代医学之细胞液和淋巴液呢？再延展开来，治疗血液病是不是调整一下中医的“气”就可以了呢？

当阳气蓄积、郁阻不通的时候也会导致死亡，所以对阳气蓄积、阻隔不通的患者，应当迅速采用通泻的方法进行治疗，如果不迅速正确的施治就会出现意想不到的结果。

有种患狂怒病的病人，他们就是因为阳气突然受到强烈的刺激，郁而不畅，厥而上逆，因此使人发狂善怒，由于这种病是阳气厥逆所生，《素问·病能论》称之为“阳厥”。

在正常的情况下，足阳明经脉是常动不休的，太阳、少阳有病脉是不甚搏动的，现在不甚搏动的太阳、少阳经脉也搏动的大而急疾，这就是病生于阳气的征象。

治疗这种病人，只要禁止他的饮食就可以好了。因为饮食经过脾的运化，能够助长阳气，而禁止病人的饮食，使过盛的阳气得以衰减，病就可以痊愈。

同时，也可以用生铁洛煎水服之，因为生铁洛有降气开结的作用。

《素问·生气通天论》曰：“阴者，藏精而起亟也；阳者，卫外而为固也”。

阴血藏精于内而不断地扶持阳气；阳气卫护于外而使体表固密。如果阴不胜阳，阳气亢盛就会使血脉流动急促，若再感受了热邪，就会出现发狂症。

如果阳不胜阴，阴气亢盛就会使五脏之气不调，以致九窍不通。故九窍不通者，补其阳也，尤以肝阳为是。

所以圣人都是尽最大努力的使自己的阴阳平衡、血气畅顺、内外调和、无所偏胜，这样邪气就不能侵害身体，气机就会正常的运行，从而达到耳目聪明，筋柔骨坚的目的。

把握阴阳的关键，以阳气的致密最为重要；阳气致密，阴气就能固守于内，阴阳二气就会协调；若是阴阳二者不协调，就像一年之中，只有春天而没有秋天，只有冬天而没有夏天一样。

因此，阴阳的相互协调配合，相互为用，是维持正常生理状态的最高标准。若是阳气亢盛，不能固密，阴气就会竭绝。若是阴气和平，阳气固密，人的精神才会正常。如果阴阳分离决绝，人的精气也会随之而竭绝。

精血与疾病

《素问·调经论》曰："五藏之道，皆出于经隧，以行血气，血气不和，百病乃变化而生，是故守经隧焉"。

人体上最重要物质是精血（精血者，动脉之血也）和阳气，多余的部位为实，缺乏的部位为虚。虚实的发生，是由于邪气与气血相搏，阴阳之间失去了平衡而有所偏倾，导致气乱于卫，血逆于经，使血气各自偏离了其所应在的部位，由此形成一虚一实的现象。

邪气与卫气相搏之处血少，血少则气实血虚；邪气与营血相搏之处气少，气少则气虚血实；营血和卫气各自离开其所在的部位而不能相济之处为气血两虚。

人体络脉和孙脉里的气血均输注于经脉，如果营血与卫气相并在一起就成为气血两实了。

《素问·调经论》曰："血之与气并走于上，则为大厥，厥则暴死，气复返则生，不反则死"。

也就是说，营血与卫气相并，循经上逆，就会出现所谓的"大厥"病，大厥会使人突然昏厥如同暴死，这种病如果气血能够得以及时的下行，还可以生还；如果气血郁阻于上而不能及时下行，就可能死亡。

如果营血并于阴，卫气并于阳，就会发生惊狂。

如果营血并于阳，卫气并于阴，就会发生热中。

如果营血并于上，卫气并于下，就会发生心中烦闷而易怒。

如果营血并于下，卫气并于上，就会发生精神散乱而善忘。

这种血气各离其经脉所形成的病证，其主要原因是因为：血和气都喜温暖而恶寒冷，因为寒冷可使气血滞涩而流行不畅，温暖则可使滞涩的气血消散而流行。所以气所聚之处因血少而为血虚，血所聚之处因气少而气虚。

气血的虚实是通过什么原因产生的呢？

原来每条阴经和阳经都有自己的俞穴和交会之处，以互相沟通和联系。如果阳经的气血灌注于阴经，阴经的气血就会盛满而充溢于外，若是正常运行，能保持气血的阴阳平调，形体就能得到充足的滋养，九候的脉象也就表现正常，这就是正常的人。

若是感受了风雨寒暑邪气的侵袭，使阳经的气血不能灌注到阴经，就会病生于阳经而为表证。

若是由于饮食不节、起居失常、房事过度、喜怒无常，使阴经的气血不能回归到阳经，就会病生于阴经而为里证。

若五脏安定，邪气尚未与气血相并而仅客于孙络，孙络就会盛满外溢而滞留，无法流注于经脉，经脉中的气血因此而空虚。

血有余的则发怒，血不足的则恐惧。

血有余的就应当泄其充盛的经脉，以出其血。

血不足的就应当观察其经脉之虚者，或服温经散寒之剂或针刺艾灸以补之。

第八节　情志与疾病的关系

《素问·调经论》曰：“心藏神，肺藏气，肝藏血，脾藏肉，肾藏志，而此成形。志意通，内连骨髓，而成身形五藏”。

人要是喜怒不加以节制，就会使阴气上逆，阴气上逆则其下必虚，其下阴虚者则阳气必凑之，我们把这种情况叫作实证。

人要是过度的喜乐就会使气下陷，如笑得喘不上气来了；过度的悲哀则会使气消散，如哭的昏死过去了。气若消散则血行迟缓，造成脉道空虚；若再加饮食寒凉之物，就会使寒气充满于脉内，造成营血滞涩而阳气耗散，我们把这种情况叫作虚证。

忧伤肺，人体所有的阳气，均汇聚于上焦，通过肺的宣发以温煦皮肤分肉之间。若是肺的宣发功能衰弱，加上寒气侵袭于体外，就会使上焦之阳气不能宣通，阳气不能充分地外达以温煦皮肤分肉，则使寒气独留于肌表而出现恶寒战栗的现象。

思伤脾，过度的劳倦也会伤脾，因为脾主四肢之故。若脾虚不能运化，也不能转输水谷的精微，必然会造成形气衰少，这样上焦就不能宣发五谷的气味，下脘也不能运化水谷之精气，胃气郁而生热，热气上熏于胸中，就产生了内热症。

若上焦不能通利，就会使皮肤致密、腠理闭塞，腠理闭塞则汗孔不通，汗孔不开则卫气不得发泄散越，故郁而发热，就产生了外热症。

肺的宣发肃降功能失调，若寒厥之气上逆，积于胸中而不下泄，则阳气必然受损耗，阳气受到损耗则寒气独留，寒气的凝敛会使营血滞涩而脉行不畅，故见其脉搏盛大而涩，成为内寒症。

所以医经曰：“阳虚则外寒，阴虚则内热，阳盛则外热，阴盛则内寒”。

《素问·举痛论》曰：“百病生于气也，怒则气上，喜则气缓，悲则气消，恐则气下，寒则气收，炅则气泄，惊则气乱，劳则气耗，思则气结”。

大怒就会使肝气上逆，营血亦会随着肝气上逆，严重者则会呕血的现象；若是肝气乘脾，就会发生飧泄的现象，所以说怒则气上。

喜可以使气机和顺而志意畅达，荣卫之气通利，所以说喜则气缓。

悲哀太过会使心系急迫而伤肺。悲为肺志，肺伤则肺叶不张，上焦随之闭塞而不通，营卫之气由此得不到布散，故热气郁闭于中而耗损肺气，所以说悲则气消。

恐惧会使精气下陷，精气下陷则升降失调而上焦闭塞，上焦闭塞则气归还于下使气郁滞于下，气郁于下则下焦胀满，所以说恐则气下。

惊则使心悸动不安而无所依附，神志无所归宿则心中疑虑不定，所以说惊则气乱。

思则精力集中，心有所存，神归一处，长期如此会使正气留结而不能运行，所以说思则气结。

劳役过度则会使气动喘息而汗出过多，喘则使内气外泄，汗出过多则使外气外泄，劳役使内外之气皆外泄，所以说劳则气耗。

寒冷之气侵袭人体使腠理闭密，容卫之气不得畅行而收敛于内，所以说寒则气收。

火热之气能使人腠理开放，容卫通畅，汗液大量外出，致使气随津泄，所以说热则气泄。

《灵枢·百病始生》曰："喜怒不节则伤藏"。又曰："忧思伤心，重寒伤肺，忿怒伤肝"。

过度的忧、愁、思、虑，就会伤心。

在寒饮、寒食的基础上又感受了风寒之邪，双重的寒邪就会损伤肺脏。

过度的愤恨、恼怒，就容易伤及肝脏。

酒醉后行房，或汗出时受风就会容易伤及脾脏。

用力过度，或行房时大汗淋漓如同刚刚出浴，就容易损伤肾脏。上述内容就是内外三因所产生疾病的一般规律。

关于情志与疾病的关系，目前中医界也就是局限在上面所论述的"七情致病"，喜伤心、怒伤肝、思伤脾、忧伤肺、恐伤肾的基础上，几乎没有什么突破性的发展，反倒是著名文学作家柯云路对此有独到见解和深入研究。

柯氏之《新疾病学》，是其重要的理论著作之一，也是作者在大量观察与研究疾病现象的基础上，提出的一个全新的理论。

《新疾病学》认为，不仅是神经症，而且是人类相当多的疾病都是由潜意识制造出来的。疾病在相当大的程度上是潜意识的图画，它与人的梦、过失、语误、遗忘、神经症、情绪、表情、相貌、艺术等都有相通之处。

作者结合大量的病例分析，提出"疾病是潜意识制造出来的图画"，指出“妇科病是夫妻及父母子女关系病态情绪的凝固”，“消化系统疾病是思想消化不良的生理图画”，“肩背痛及脊椎病是不堪重负的象征”，“癌症是潜意识制造死亡的图画”等等，作者还进一步指出“生病是因为有需要，生病是因为有好处”，并具体分析了“生病的二十大好处”，希望人类重新审视我们的伦理道德文化，使人类对疾病有新的认识，使整个人类都用新的眼光看待疾病，使所有的人都善于分析疾病现象，都善于审视自己的疾病。

柯氏也认为，疾病有纯粹生物性、自然性的原因，然而，充分之处疾病的非生物性、非自然性原因，也即是指出疾病的社会性、文化性原因，无疑是更加重要的，要想真正了解疾病，就不能只看到疾病。

《新疾病学》在这里首先提出了“潜意识由潜至显的层次递进”的理论，并专门概括了潜意识（主要指狭义潜意识）的显示活动规律。

第一个规律是“绝对显示律”：即潜意识总是在努力显示出来，表明它的态度、声音，这可以说是一个绝对的倾向和趋势，是潜意识显示活动的第一规律。

第二个规律是“终极目标律”：即潜意识显示其声音的最高追求、最终目标是进入显意识层次，这个“终极目标律”可以说是潜意识外显活动的第二个规律。

第三个规律是“间接显示律”：当潜意识不能直接进入显意识显示为自觉意识时，或者说当潜意识已经进入但还未能完全进入显意识时，它就可能（常常是必定）暂时间接地显示为人的心理、生理的图画，这种心理、生理的图画往往是有形象的，虽然它是隐讳地显示出潜意识的态度与声音，但它有可能最终被自觉地转入到显意识。

第四个规律是“隐讳效用律”：当心理、生理图画即使始终不能进入显意识，也没有成为自觉认识，但它作为潜意识的一种声音（隐讳的），仍然会起到作用。

第五个规律是“由潜至显多层次律”：即使潜意识不能进入显意识而显示为各种心理、生理图画时，也会由潜至显地表现为多个层面。由于不是所有的心理、生理图画都有同样深的隐讳程度，所以潜意识在未能进入显意识的终极目标之前，它会根据情况来选择自己显示的“公开程度”。

第六个规律是“力量对比律”：潜意识显示自己的趋向是绝对的，追求进入显意识这一终极目标也是绝对的。然而受显意识的压迫（即人的理智必须依据其整个社会文化背景形成对潜意识的审查，而阻止潜意识显示出来），潜意识显示的趋势与显意识阻止其显示的压力就有一个力量对比，这个力量对比决定潜意识能否进入显意识，何时可以进入显意识。

若潜意识显示的能量很强大，显意识的压力较小，那么潜意识就可能立刻或最终进入显意识。

若潜意识不能冲破显意识的压力而进入显意识，那么它就必定会间接地显示为心理、生理的各种图画；并且也因力量对比的不同，而做出由潜至显不同层次的显示。

现在我们再来看看潜意识由潜至显的层次递进。

一、隐蔽的梦：即未表现为梦的“梦”，在这个层次，潜意识只显示为若有若无的、几乎使人难以觉察的、隐蔽的梦，人所能感觉到的只是隐隐觉得自己可能只是做了个梦而已。

二、梦在这里：即潜意识以间接的、形象的心理图画显示了出来，但它只显示于睡眠之中，显示于显意识休息的时候，显示于心理之中，显示于倏忽即逝的状况之中，显示于做梦者仅仅自己能够意识——而且还是很模糊、很容易遗忘的状态之中。

三、在催眠状态下可以诱发出来的叙述。（这是另一种形式的梦）

四、口误、笔误等过失：潜意识在非理智状态的控制下，会借着过失的掩护，将自己显示出来。

五、“有意”遗忘症：即“有意”的记忆错误，甚至可以说：“一切遗忘均属有意”，或者说：一切记忆错误也均属“有意”。

六、情绪：情绪在很大程度上是潜意识所支配的、是潜意识的显示、是潜意识的心理外貌。

七、表情：即与情绪相关联的面部表情，常常是潜意识显示的一个重要层次。人的大量表情是非理智控制的、是由潜意识显示而成的。

表情是一种形体语言。

全身的表情则表现为人的姿态，人的姿态也常常是由潜意识来而决定的。

八、相貌：人的相貌不仅是由遗传或其他条件决定的，在一定程度上还是由表情累积而成的。

表情是瞬间的相貌；相貌是凝固了的表情。

因此，相貌在一定程度上是潜意识长期显示的沉积。

九、昼梦：这个可以同梦类比。

昼梦是在显意识也能觉察到的情况下照做不误，它虽然还是潜意识形象的、隐讳的显示，但它对于显意识却是公开的，昼梦的时候显意识并不一定在休息。

十、艺术创作：这是另一种形式的昼梦，一种可以“叙述”出来，给众人共同观赏的昼梦，它无疑是更加外显了。

艺术创作同时也是另一种形式的情绪。

十一、精神神经症（简称神经症）：焦虑反应（焦虑症）、抑郁反应（抑郁症），这两种反应是精神神经症，很像“情绪”，它可以被称作是“持久的、稳定的情绪”。

十二、神经症：疑病反应（疑病症：怀疑自己有病）、恐怖反应（恐惧症：如高处恐怖，广场恐怖，黑暗恐怖，幽闭恐怖等等）、强迫反应（强迫症：强迫观念），这三种神经症都是由或多或少相异于主体意识的“观念”形成，但也未能形成独立的形态。

十三、神经症：疲劳反应（神经衰弱），是潜意识在人的精神、生理诸方面的显现，这时还是隐喻的，非直接的。

十四、神经症：性格反应（包括强迫性人格，转换性人格，抑郁性人格），是潜意识已经表现为稳定的人格，它改变了人的性格，“创造”了新的人格。

这使得我们对健康、正常的人格形成和改变、再建的规律也有许多想象。人的一切精神变态，其实都是精神正常态在特殊情况下的认识变态，认识非正常态是认识常态的钥匙。

十五、神经症：分离反应（包括人格解体，晕厥，精神——情绪性遗忘，神游状态，交替人格或多重人格）。

十六、神经症：转换反应（即癔症）。

十七、这一层次最重要，它是由相当多数的疾病组成，是潜意识显示出来的生理图像——是新疾病学的重要结论。

《新疾病学》还总结出了社会文化给疾病以好处的“十大逻辑”。柯氏认为：当今的社会文化一方面在帮助患者战胜疾病，另一方面又在一定程度上制造疾病，或者说诱使疾病往更加严重的方向发生与发展，同时我们的社会文化又在自觉不自觉的给予患者极大的好处，为潜意识的暗示造病提供逻辑来源。

所以我们每个人都要清醒地省视自己的疾病，绝不要陷入运用疾病求取好处的逻辑当中，要看清自己的潜意识，而不要被它所操纵，不要用疾病来达到不该达到的目的。

人生病之所以能得到“好处”，是因为社会给疾病以“好处”。

任何一个人生病不都常常得到他人的同情与照顾吗？所以制造疾病以求取好处的逻辑与社会给疾病好处的逻辑是对应的。前者不过是后者的反映。如果社会不给病患者以任何好处，人又怎么会通过潜意识制造疾病去获取好处呢？

社会给疾病以“好处”，主要体现在有关的伦理道德文化中。

在一般的动物世界中，患有疾病恐怕没有什么好处，即使是在那些成群生活的动物中，有疾病大概也很难得到什么同情与照顾。

成群的动物在大规模的迁徙过程中，所有的老弱病残者无一例外地受到淘汰，整个群体毫不留情地把它们抛弃在沿途的荒原及猛兽的猎食当中，这种淘汰原则是符合动物群体生存需要的。

然而，人类自从结成社会，形成了自己的所谓“文明”生活后，大概就有了同情弱者、照顾疾病的文化，而这种文化也随着人类社会的进步而有所发展。这大概也是与人类文明的社会性和高级生命的生存利益相符的。

人类社会的、文化的最高原则是生存的需要。

然而，任何文化在发展过程中都可能出现畸形或变态，都可能偏离合理的界限而陷入谬误。

让我们具体看一看社会文化如何给疾病以“好处”，它有哪些不成文、不成法，但却放之四海而皆准的逻辑。

一、有病就应该受到同情和照顾。

二、有病就可以休息。

三、有病就可以推卸责任。

四、有病就可以推迟任何允诺、约定的执行。

五、有病就可以得到宽恕。

六、有病就可以减免或迟缓应受的制裁。

七、有病就可以证明爱情。

八、有病就可以证明负重，证明美德。

九、有病就有理，有病就厉害，有病就能战胜他人。

十、有病就可以表达一切不满，调整各种关系。

这就是我们的社会文化给疾病以好处的“十大逻辑”，或者说十大法则。

就是这十大法则，一方面在帮助疾病患者战胜疾病，另一方面又有可能在一定程度上制造疾病，或者说诱使疾病的产生与发展。

一个人接受有病就有“好处”的文化的暗示，主要有两种方式。

一种方式是受各种宣传和身边发生的反复暗示：这个世界上不是经常宣传对病人的各种关照吗？生活中不是不断有人因生病而得到各种好处吗？

这个人病了得到了照顾与同情。

那个人病了得到休息。

还有人病了免上法庭受审。

再有人病了却感动了女友。

还有人病了免去了下乡出差之苦。

还有人病了却推卸了责任。

还有人病了却被舆论赞扬为鞠躬尽瘁等等等等，所有这一切见闻，都在暗示一个逻辑，那就是：生病的“好处”很多。

另一种方式就是自己生病的亲身体验：每一次生病都能得到某种或某几种好处，由此就像中毒一样得到了暗示的腐蚀。只要遇到类似的情境与需要时，心理深处就会止不住受到疾病的诱惑，几乎没有一个人能在一生中完全拒绝疾病的“好处”之诱惑。

有些人被生病所带来有好处的逻辑程序牢牢地控制住了心灵，陷入疾病及疾病的角色中不可自拔。

有些人几十年如一日地用自己的疾病来解决面临的家庭矛盾。

用自己的疾病维系着夫妻关系。

用自己的疾病折磨着爱人与其他家人。

用自己的疾病推卸家庭责任与义务。

用自己的疾病来表达对家庭生活的痛苦与不满。

用自己的疾病来获取同情。

用自己的疾病来麻醉自己、“充实”自己——自我折磨也常常会带来中毒样上瘾的生活依托感。

用自己的疾病把子女拴在身边。

用自己的疾病当作一种说法，来面对四面八方。

有些人用疾病来解决自己政治上、社会上、工作上、人生处境上的各种困难与危机。

当政治上受到了打击，遭厄运了，可以生病。

当被降职、撤职、处分了，可以生病。

当事业上受挫了，失败了，失意了，可以生病。

当生意破产了，可以生病。

当退休了，无聊了，也可以生病；

当遇到各种难过的情况，都可以生病，都可以通过生病来解决一切问题。

有些人因为工作太忙了，太紧张了，承受不了而生病。

还有人因为要表现自己的劳苦而生病，生病后继续工作，于是便得到了社会称赞：“带病工作”，于是就继续生病。

从某种意义上讲，一个人生病与他的社会——心理环境有极大的关系；也就是说，与他的生活环境有很大的关系。

疾病在一定意义上说是被社会——心理环境制造出来的。

生活环境不正常（有病），必然会导致人体有病；生活环境正常（无病），人就不会生病。一个人的身体是否健康，其实很准确地反映出了他的生活环境是否健康。

对此我们应该对自己宣布：

第一，用疾病来博取同情与照顾是可怜的；

第二，用疾病来表达情感、情绪是愚蠢的；

第三，用疾病来表示忏悔、自惩是不足取的；

第四，用疾病来争取休息是短见的；

第五，用疾病来回避矛盾是软弱的；

第六，用疾病来推迟兑现诺言是无能的；

第七，用疾病来推卸责任是可耻的；

第八，用疾病来表达爱情是矫情的；

第九，用疾病来证明自己的辛苦耐劳是拙劣的；

第十，用疾病来调整周边关系是最下策的；

第十一，用疾病来解决家庭矛盾、调整家庭关系是有害的；

第十二，用疾病来战胜爱人、家人是愚蠢的；

第十三，用疾病来解决社会、政治、人际关系矛盾是懦弱的；

第十四，用疾病来战胜环境是可悲的。

这十四个基本原则，应该成为每一个对争取自己健康有决心、有信心的人的格言，要使这些格言不仅停留在理智上，而且要使其深入到自己的潜意识，在心灵的深处铭刻下这样的警示。

对于他人，无论是作为患者的亲属、朋友、还是同事，我们都应该遵循：一切以患者能战胜疾病，获得健康为原则。一方面要充分的照顾、帮助患者解除各种疾病造成的压力，如过度的劳累、紧张和压力，以及各种情感冲突，家庭和周边环境的尖锐矛盾等等难以解决的实际困难。

另一方面要避免用无原则的、多余的同情与照顾腐蚀患者，助长他们的依赖心理。滥用各种各样的安慰、同情和照顾，有时恰恰是培育疾病的暖房，特别是家人之间，对疾病的种种温情照顾或者是溺爱或者是小心陪伺，一方面是患者得以战胜疾病的最大支撑，另一方面常常又可能是影响患者获得康复的最大障碍。

要帮助、支持、鼓励患者战胜疾病，而不要用过滥的哄慰、照顾来加强患者的病人角色，要明白什么才是真正的爱。

潜意识有了生病的需要，也不是随意地就去制造疾病，它会根据情况运用各种自然性因素的刺激与压力。如微生物因素，机械因素，物理因素，化学因素，过敏源因素，以及气候、温度、湿度等客观条件等，来达到致病的目的。

它还会运用各种社会——心理因素的刺激与压力。例如，一个人因为长期的环境压力，有了极大的生病“需要”，这时突然又有一个社会性因素的刺激，譬如一个来自家庭、社会环境对他有心理打击的坏消息。这时他就有可能突然爆发了某种疾病，如心脏病等。

当一个人受到某些疾病发生公式强有力的暗示，都可能成为潜意识制造疾病时选择的方面。譬如，当一个人受到的有关癌症发生的各种公式的反复宣传与暗示，他心中就有了各种各样的致癌危险性的认识，他也一直在反省自己有无患癌症的可能性，甚至怀疑自己的很多生活、生理因素都可能导致癌症，在这种情况下如果他有了某种“活不下去”的情结，有了要以疾病来解脱自己痛苦的需要，他就十分有可能患上了癌症。

在给疾病以好处的文化背景下，不仅确定了疾病获取好处的目的性，而且在一定程度上还确定了疾病的形式。因为目的的不同，所以达到目的的疾病形式也会有不同。

如果只是为了得到家人的些微安慰，或者是为了休息两天，绝不至于制造一个走向死亡的绝症；如果为了解脱无法活下去的巨大痛苦，也不会仅仅制造一个轻微的感冒。

柯氏之潜意识致病的范畴要远远大于七情致病的范畴。当然喽，不论是潜意识致病还是七情致病，都是疾病产生的原因之一，读者切莫极端的、教条的迷信什么，否定什么，而应当全面、客观的分析疾病产生的真正原因，以避免临床诊断失误而造成不必要的麻烦。

第九节　疾病的传变

《灵枢·百病始生》曰：“风雨寒热，不得虚，邪不能独伤人”。又曰：“虚邪之风，与其身形，两虚相得，乃客其形”。

虚邪贼风侵袭人体，首先是从最表层的皮肤开始，若表层的皮肤不能收固致密，腠理就会开泄，邪气趁机从毛孔而入，并逐渐向深处侵犯，这时就会出现毫毛悚然竖起，恶寒战栗，皮肤束紧疼痛的现象。

若是邪气滞留而不去，就会渐渐传入到络脉，邪气在络脉的时候，就会出现肌肉疼痛。

若是疼痛时作时止，是邪气将由络脉传入到经脉。

若是病邪得不到解除而滞留在经脉，就会不时出现刹那间的颤抖和惊悸的现象。

若是邪气滞留不散传入并潜伏在输脉，足部六经上的俞穴就会受病，六经之气被邪气阻滞而不能通达四肢，四肢关节因此而疼痛，腰脊也强痛不适。

若是邪气还滞留不去，传入到脊内的冲脉，冲脉受犯就会出现体重身痛的症状。

若是邪气还滞留不能祛除，会进一步深入并藏伏在肠胃，邪在肠胃就会出现肠鸣腹胀等症状。寒邪亢盛，则脘腹冷痛而泄泻，并且完谷不化；热邪亢盛，则湿热下利或大便如糜而肛门灼热。

如果邪气滞留而不能祛除，传入到半表半里肠胃之外的募原，停留在血脉之中，就会与气血相互凝结，久则聚结为积块。

总之，邪气侵犯人体后，或留在小的孙络，或留在络脉，或留在经脉，或留在输脉，或留在伏冲之脉，或留存在缓筋，或留在肠胃外的募原等，人体各个组织器官所造成各种各样的疾病，难以言尽。

邪气停留在孙络所形成的“积”，疼痛点会上下游动；这是因为“积”停留在孙络所在的部位表浅又松弛，不能拘束“积”于一处而固定不移，所以疼痛点的表现呈游动性。

如果“积”停留在肠胃间的孙络，则肠胃之间的水液就会渗透灌注而形成水液停聚，使吸收代谢的功能失调，故有时会发出濯濯的水声。若是寒邪偏盛就会造成脾阳不能化水，使上下的气机不通，而腹部出现胀满雷鸣，并伴有刀割样疼痛的症状。

如果邪气停留在足阳明经而形成的“积滞”，若是“积滞”位于脐的两旁，饱食后则“积”块显大，而饥饿空腹时则“积”块变小。

如果邪气停留在缓筋的部位而成的“积”，其形状表现和阳明经的“积”块相似，但疼痛的特点是饱食后出现疼痛，饥饿时则不痛。

如果邪气停留在肠胃之膜原而成的“积”，疼痛时就会牵连到肠外的缓筋，特点是饱食后不痛、饥饿的时候疼痛。

如果邪气停留在伏冲之脉而成的“积”，用手切按腹部时，“积”就会搏动应手，并随着搏动而阵阵作痛。抬手之时患者自觉有一股热气下行，放射到两股之间，就像用热汤浇灌一样难以忍受。

如果邪气停留在膂筋而形成的“积”，饥饿的时候肠胃空虚，“积”的形状可以触摸得到，饱食后肠胃充实则触摸不到。

如果邪气停留在输脉而形成的“积”，就会造成脉道就会闭塞不通，津液因此而不能上下输布，汗孔或其他孔窍就会干涩而壅塞不通。

这些都是邪气从外部侵犯到内部，从上部而转变到下部的临床表现。

“积”病是人体感受寒邪的侵害而产生的，是寒邪厥逆上行所造成的结果。

寒邪造成的厥逆之气，首先是使足部的阳气不通、血液凝涩，进而逐渐导致胫部寒冷，胫部寒冷又使血脉更加凝滞，久之则寒冷之邪上逆进入肠胃，导致气机不通而腹胀，腹胀则肠道外组织间的水液汁沫聚积不能消散，这样日积月累就形成了积病。

突然的暴食暴饮，会使肠胃的经脉过于充盈而损伤络脉；生活起居不慎或因用力过度等等，也可以使细小的络脉损伤。

若是表浅的阳络受到损伤，会造成血液外溢，表现出各种衄血的症状。

若是深部的阴络受到损伤，血液则内溢，血液内溢就会出现便血的症状。

若是肠胃的络脉受到损伤，血液就溢散到肠道外的腹腔组织间，这时适逢肠外有寒邪寄留，肠外的水液汁沫同外溢的血液相搏结，凝聚在一起而不消散也会发展成为积病。

此外，外感寒邪，内有忧伤思虑，或是郁怒愤闷等情志损伤，会使气机紊乱而上逆，继而影响六经的气血运行，使阳气不运，不能温煦血液而形成凝血，凝血蕴结不得消散，加上津液渗透停留而不得布散，积病也会形成。

《素问·玉机真藏论》曰："天下至数，五色脉变，揆度奇恒，道在于一，神转不回，回则不转，及失其机，至数之要，迫近以微"。

天下最微妙的学问，都会归纳到一个"神"字上。《五色》《脉变》《揆度》《奇恒》等书所阐述的道理，与"天下至数"是一致的。"神"的功用是运转不息的，是永远向前而不能回转的，倘若回转它就失掉了生机，这是极其重要的道理，这些道理往往是不露迹象而又是非常微妙的，所以要每天谨记。

所谓"神"者，就是自然界客观存在的自然规律，我们能感受到它却看不到它，能掌握它却不能左右它，故谓之"神"。

五脏疾病的传变规律是：受病气于其所生之脏（子），传之于其所胜之脏（乘），病气留舍于生我之脏（母），死于我所不胜之脏（克）。

当病到将要死的时候，必先传之于克我之脏，这时病者必然会死。这是因为病气发生了逆传，所以就会死亡。例如：

肝受病气于心脏，而又传之于脾脏，其病气留舍于肾脏，传到肺脏而死。

心受病气于脾脏，传之于肺脏，病气留舍于肝脏，传到肾脏而死。

脾受气于肺脏，传之于肾脏，病气留舍于心脏，传到肝脏而死。

肺受病气于肾脏，传之于肝脏，病气留舍于脾脏，传到心脏而死。

肾受气于肝脏，传之于内脏，病气留舍于肺脏，传到脾脏而死。凡此种种都是病气之逆传，将要死亡的传变。

五脏是相通的，病气的转移也都有一定的次序。假如五脏有病，各传其所胜；若是不能掌握治病的时机，那么不论是三个月或六个月，三天或六天，当病邪传遍五脏之时，人就应当死了，这是由五脏的相克顺传决定的。关于具体死亡的时间，我们可以把一昼夜划分为五个阶段来分属五脏，这样就可以推测死候的早晚时间了。

所以说：能辨别三阳可以知道病从何经而来，能辨别三阴可以知道病的生死日期，这是因为知道他已至其所不胜的时间，故知其死亡的时间。

风为六淫之首，所以说它是百病之长。风寒中人，使人毫毛直竖，皮肤闭故而发热，在这个时候，可以用发汗的方法治疗。

风寒入于经络，产生了麻痹不仁或肿痛等症状，此时可以用汤熨（热敷）及火罐、艾灸、针刺等方法来祛风散寒。

如果没有及时治疗，病气内传入肺，叫作肺痹，又叫作肝厥，出现胁痛、吐食等症状，在这个时候可以用按摩或者针刺的方法治疗。

如还没有及时治疗，邪气传入于脾，叫作脾风，这时就会出现身体发黄，腹中热，心烦，小便黄色等症状，在这个时候可以用按摩、药物或热汤沐浴等方法治疗。

如果再不治，传入于肾，叫作瘕，又叫作蛊病，就会出现少腹烦热疼痛，小便色白而混浊等症状，在这个时候可以用按摩或药物进行治疗。

如果再不治，病就会由肾传心，叫作瘛病，出现筋脉牵引拘挛等症状，在这个时候可以用灸法或药物进行治疗。

如果再不治，十日之后当要死亡。

倘若病邪由肾传入心，心又复反传于肺脏则发为寒热，病发三日即死，这是疾病传行的一般次序。假如是骤然爆发的病，就不必根据这个相传的次序进行治疗。

有些病是不依这个次序进行传变的，如忧、恐、悲、喜、怒等情志之病，病邪就不依照这个次序相传，也可以使人生大病。

如因喜极伤心，心虚则肾气相乘；或因大怒则肝气乘脾；或因过度悲伤则肺气乘肝；或因极度惊恐则肾气虚，脾气乘肾；或因大忧则肺气内虚，心气乘肺。这是五志过激使病邪不以次序传变的道理，所以病虽有五，而其传化则有五五二十五之变。

第二章 药食的产生

《素问·六节藏象论》曰："天至广，不可度，地至大，不可量。草生五色，五色之变不可胜视；草生五味，五味之美不可胜极，嗜欲不同，各有所通"。

又曰："天食人以五气，地食人以五味。五气入鼻，藏于心肺，上使五色修明，音声能彰。五味入口，藏于肠胃，味有所藏，以养五气，气和而生，津液相成，神乃自生"。

翻译成白话就是说：天是极其广阔而不可测量的，地是极其博大而很难计算的，草木是可以显现出五色的，而五色的变化是看也看不尽的；草木也是可以产生五味的，而五味的醇美是尝也尝不完的。人们对色味的嗜欲也是不同的，而草木各种不同的色味分别是与五脏的功能相联系的。

又说：天供给人们的是五气，地供给人们的是五味。五气由鼻吸入而贮藏于心肺，其气上升可以使面部五色明润，声音洪亮。五味入于口而贮藏于肠胃，经过消化后吸收，五味的精微内注于五脏以养五脏之气，使脏气和谐而保有生化机能，这样才能使津液随之生成，神气才能在此基础上自然产生。

第一节 阴阳五行的产生

阴阳的应用

内经曰："夫四时阴阳者，万物之根本，生死之本也"。

说到"阴阳"，很多人认为很是神秘而不能理解和掌握，其实它就是所有事物对立统一的两个方面，也就是唯物辩证法当中的"矛盾"，同时它还是一种粗放型的分类方法，如在阴阳当中，阴还可以分阴阳，阳亦可以继续分阴阳。

《灵枢·阴阳系日月》曰："天为阳，地为阴；日为阳，月为阴"。

以此类推，对应到人体则人体腰以上则像天一样属阳，腰以下像地一样属阴。

下肢的十二条经脉同一年中的十二个月相对应，月是禀受水性而产生的，所以与十二个月相对应的下肢经脉属阴。

上肢的手有十指，同一旬中的十日相对应，日是禀受火性而产生的，所以与十日相对应的上肢经脉属阳。

以十二地支纪十二月，它们与下肢十二条经脉的关系是：十二地支中的寅纪正月，此时阳气初生，主身体左侧下肢的足少阳胆经。

卯纪二月，主身体左侧下肢的足太阳膀胱经。

辰纪三月，主身体左侧下肢的足阳明胃经。

巳纪四月，主身体右侧下肢的足阳明胃经。阳明处于太阳与少阳之间，两阳合明，所以称为阳明。

午纪五月，主身体右侧下肢的足太阳膀胱经。

未纪六月，主身体右侧下肢的足少阳胆经。

申纪七月，此时阴气初生，主身体右侧下肢的足少阴肾经。

酉纪八月，主身体右侧下肢的足太阴脾经。

戌纪九月，主身体右侧下肢的足厥阴肝经。

亥纪十月，主身体左侧下肢的足厥阴肝经，厥阴处于少阴与太阴之间，足少阴经同足太阴经的经气交会，必须经过足厥阴经，所以称为厥阴。

子纪十一月，主身体左侧下肢的足太阴脾经。

丑纪十二月，主身体左侧下肢的足少阴肾经。

《灵枢·阴阳系日月》以同样的方法把十天干纪一旬的十日，同上肢十条经脉的关系是：

甲日主身体左侧上肢的手少阳三焦经。

乙日主身体左侧上肢的手太阳小肠经。

丙日主身体左侧上肢的手阳明大肠经。

丁日主身体右侧上肢的手阳明大肠经。在五行归类中丙、丁都属火，两火合并，所以称为阳明。

戊日主身体右侧上肢的手太阳小肠经。

己日主身体右侧上肢的手少阳三焦经。

庚日主身体右侧上肢的手少阴心经。

辛日主身体右侧上肢的手太阴肺经。

壬日主身体左侧上肢的手太阴肺经。

癸日主身体左侧上肢的手少阴心经。

因为腰以上为阳，腰以下为阴，所以位于下肢的足三阳经，为阴中的少阳，故阳气微弱。位于下肢的足三阴经，是阴中的太阴，故阴气最盛。

位于上肢的阳经，是阳中的太阳，故阳气最盛。位于上肢的阴经，是阳中的少阴，故阴气微弱。

运用这个规律还可以说明五脏的阴阳属性。如心位于膈上属火，为阳中之太阳；肺居于膈上而属金，为阳中之少阴；肝位于膈下属木，为阴中之少阳；脾位于膈下属土，阴中之至阴；肾位于膈下而属水，为阴中之太阴。

故《素问·阴阳离合论》曰："夫阴阳者，有名而无形，故数之可十，离之可百，散之可千，推之可万，此之谓也。阴阳之变，其在人者亦数之可数"。

五行的产生

五行学说是中国传统文化当中的重要学说，然而无论是研究《易经》者，还是研究传统医学者，要么是人云亦云、东扯西扯、不着边际的乱说；要么就是知其然不知其所以然的懵懂着使用，关于五行学说的起源和来历几乎没有人进行深入探讨。

五行学说首先是一个运动学说，其次是一个分类学说。所谓的运动学说，是指事物与事物之间存在着相生相克、不断运动的关系。所谓分类学说，是指要把世间纷繁复杂的万物，按属性和功能等分成五大类，即"援物比类、取类比象"，然后在进行深入的研究。

关于五行学说的起源或者说出处，在《黄帝内经》中就有详细的注释，只是学习者要么没有悟性，要么没有往这个方面去想。

《素问・六微旨大论》曰："言天者求之本，言地者求之位，言人者求之气交。气交者，上下之位，气交之中，人之居也。故曰：天枢之上，天气主之；天枢之下，地气主之；气交之分，人气从之，万物由之，此之谓也。气之升降，天地之更用也。升已而降，降者谓天；降已而升，升者谓地。天气下降，气流于地，地气上升，气腾于天，故高下相召，升降相因，而变作矣。

夫物之生从于化，物之极由乎变，变化之相薄，成败之所由也。故气有往复，用有迟速，四者之有，而化而变，风之来也。迟速往复，风所由生，而化而变，故因盛衰之变耳。成败倚伏游乎中也。不生不化，静之期也。

出入废，则神机化灭；升降息，则气立孤危。故非出入，则无以生、长、壮、老、已；非升降，则无以生、长、化、收、藏。故器者，生化之宇，器散则分之，生化息矣。故无不出入，无不升降。化有小大，期有近远。四者之有而贵常守，反常则灾害至矣。故曰：无形无患，此之谓也"。

翻译成现代语言就是：谈论天气的变化，是为了推求六气的本元；谈论地气的变化，是为了推求六气如何应五行之位；谈论人体的变化，是为了推求气交与人体的关系。

天气居于上位，地气居于下位，上下之气相互交汇的地方称之为"气交"，也是人类所居住的地方。所以说：天枢以上，天气主之；天枢以下，地气主之；在气交之处，万物只有顺从天地之气的变化，生命才能由此而生，就是这个意思。

气的升降，是天气和地气互相作用的结果。地气可以上升，但升到极点就要下降，而下降乃是天气的作用；天气可以下降，但降到极点就要上升，而上升乃是地气的作用。天气下降，其气流荡于地；地气上升，其气蒸腾于天。由于天气和地气的相互招引，上升和下降的相互为因，天气和地气才能不断地发生变化。

任何事物的新生，都是转化而来的；任何事物发展到了极点，它就要发生改变；变和化的互相作用与转化，乃是事物成败的根本原因。由于气有往来进退，作用有缓慢与迅速，于是就产生了事物的“化”和“变”。

气的迟速进退就产生了六气的变化，其有化有变是由于气的盛衰变化所导致的。成和败相互为因潜藏于事物之中而不断的运动。

事物的内部存有生生不息之机，名曰“神机”；事物的外形在生生不息的气化作用下而存在，名曰“气立”。

若是气机的出入功能废止了，则为“神机”毁灭；若是气机的升降作用停息了，则为“气立”危亡。因此，没有出入也就不会有初生、成长、壮实、衰老与灭亡的存在；没有升降也就不会有升发、成长、变化、收敛与闭藏的产生。所以升降出入是一切事物都具备的。事物的形体就像是生化之器，若事物的形体不存在了，则气机的升降出入及生化之机也就要停止了。

因此说，任何事物无不存在有升降出入之机。只不过化有大小的不同，时间有远近的区别，不管大小远近，贵在保持正常，如果反常就要发生灾害。所以说离开了物体的形态，也就无所谓灾害不灾害了，就是这个意思。

此乃天地运行之变化，五行运动之大法，临床诊治之要术，不明此理者，言医即错。不明天地运行之变化即不能理解五行运动之变化，不明五行运动之变化即不能理解五脏生理功能之变化，不明五脏生理功能之变化，何以言医？

看到这里肯定还会有很多人疑惑，你没说五行是怎么产生的呀！你也没说五脏的生理功能呀！你也没说五行与五脏的关系呀！

这里必须要解释一下“五行”这个词的含义是什么？首先要明确的是“五行”是五种运行模式、或者说是五种运行方式，而不是五种物质。

上文所讨论的、事物形体内部的气机，通过升降出入所产生的生、长、化、收、藏是不是“五行”？事物在成长过程中的生、长、壮、老、死是不是“五行”？

自然界有升、长、化、收、藏“五行”和生、长、壮、老、死“五行”，人在生命存续期间也有升、长、化、收、藏“五行”和生、长、壮、老、死“五行”。自然界的“五行”古人用木、火、土、金、水表述，而人体的“五行”则改用肝、心、脾、肺、肾来表述。自然界的升、长、化、收、藏出现异常，就会有灾难降临；人体的升、长、化、收、藏出现异常，就会有疾病产生，同样的道理，这就是传统文化“天人合一”的具体体现。

既然“五行”是生、长、化、收、藏，或生、长、壮、老、死，那怎么又出来一个木、火、土、金、水呢?

五运和阴阳是自然界变化的一般规律，是自然万物的一个总纲，是事物发展变化的基础和生长毁灭的根本，是宇宙间无穷尽的变化所在，这些道理是学习传统文化者必须要通晓的。在这个运动变化当中，《素问·天元纪大论》把事物的开始发生叫作“化”，把事物发展到极点叫作“变”，把难以探测的阴阳变化叫作“神”，把能够掌握和运用这种变化原则的人，叫作“圣”。

阴阳变化的作用，在宇宙空间则表现为深远无穷的相互转变，在人则表现为对自然规律的认知方法，在地则表现为万物的生化过程。物质因阴阳的生化而产生五味，人类因认识了自然界阴阳的变化规律而产生智慧，再深远的宇宙空间和无穷无尽的变化也离不开阴阳的相互转化。

《素问·天元纪大论》曰：“神在天为风，在地为木；在天为热，在地为火；在天为湿，在地为土；在天为燥，在地为金；在天为寒，在地为水。故在天为气，在地成形，形气相感而化生万物矣”。

天复于上，地载于下，所以天地是万物的上下；阳升于左，阴降于右，所以左右阴阳的道路；水属阴，火属阳，所以水火是阴阳的象征；万物发生于春属木，成实于秋属金，所以金木是生成的终始。

然而阴阳之气并不是一成不变的，它会有多少的不同；有形的物质在其发展过程中，也会有旺盛和衰老的区别，在上之气和在下之质互相感召，事物太过和不及的形象就都显露出来了。

寒、暑、燥、湿、风、火是天的阴阳，三阴三阳上承之。木、火、土、金、水、火是地的阴阳，生、长、化、收、藏下应之。

上半年司天之气主之，故春夏为天之阴阳，主生主长；下半年在泉之气主之，故秋冬为地之阴阳，主杀主藏。天气有阴阳，地气也有阴阳。因此说：阳中有阴，阴中有阳。自然界的生、长、化、收、藏就是理论上的木、火、土、金、水。

传统医学当中的肝、心、脾、肺、肾的功能，就是人体升、长、化、收、藏的功能，它们是绝对对应的，肝对应升、心对应长、脾对应化、肺对应收、肾对应藏，由此产生了传统医学的最基础理论。

《素问·阴阳离合论》曰："阳予之正，阴为之主，故生因春，长因夏，收因秋，藏因冬，失常则天地四塞。阴阳之变，其在人者，亦数之可数"。

因为有阳气，万物才能生长；因为有阴气，万物才能成形。所以万物的发生，因于春气的温暖；万物的繁茂盛长，因于夏气的炎热；万物的收成，因于秋气的清凉；万物的闭藏，因于冬气的寒冷。如果四时的阴阳失序，气候异常，天地间生、长、收、藏的变化也就要失去正常。

这种阴阳变化的道理，对于人体来说也是有一定的作用和借鉴意义的，并且也是可以推测而知的。

《素问·六节藏象论》曰："春胜长夏，长夏胜冬，冬胜夏，夏胜秋，秋胜春，所谓得五行时之胜，各以气命其藏"。

春胜长夏，长夏胜冬，冬胜夏，夏胜秋，秋胜春，这就是时令根据五行规律而互相胜负的情况。同时，时令的变化也会依其五行之气的属性来分别影响人体的各个脏腑。

结合人体五脏之气的具体情况，取法四时五行的生克制化规律，作为救治疾病的法则：用木、火、土、金、水五行配合时令气候中衰旺生克的变化，就可以从这些变化中测知疾病的死生及治疗效果的好坏，并能确定五脏之气的盛衰、疾病轻重的时间及死生的日期。

第二节　五行与五味的关系

在讨论五行与气味的关系之前，我们先分析一下《淮南子·修务训》中的一个感天动地的故事，说上古之时，华夏大地有一个氏族首领叫神农，他为了保障部族的繁衍生息，解除部族民众的疾病和痛苦，“尝百草之滋味，水泉之甘苦，令民知所避就。当此之时，一日而遇七十毒”由此产生了传统的中医药学。

关于这个传说有不同的解读，有人认为这就是一个神话故事，不必当真；有人把它引出来作为中医药的起源，说说而已；有人可能嗤之以鼻，认为就是胡说八道。之所以会出现这种不同的解读，是因为这个故事的前两句“神农……尝百草滋味，水泉之甘苦，令民知所避就”太平淡，而后一句“一日而遇七十毒”又太夸张。要理解这个故事的真实含义，首先要了解中医药当中的这个“毒”是什么？它与现代意义上的“毒”有何区别？

传统医学当中经常提到“药食同源”四个字，那么何为“药”、何为“食”呢？它们的区别在什么地方呢？答案很简单，它们最大的区别就在于这个所谓的“毒”字上。

传统医学当中的“毒”是一个广义的概念，它包含着一下几个方面：

第一是偏性：是指一切物质内部的气味所具有的“偏性”。如：偏寒、偏热、偏酸、偏甘、偏苦、偏辛、偏咸皆视为有“毒”，故前人把气味甘美、偏性小者作为“食”，把气味酸苦、偏性大者定为“药”，故神农氏“一日而遇七十毒”就可以理解了。

第二是应用：所谓应用就是指违背传统医学的治疗原则，“寒则热之、热则寒之”，“上则越（吐之意）之、下则泄之”，“虚则补之、实则泻之”，“表则汗之、里则清之”等，如有里寒证，喝凉水即为喝毒药；如有内热证，吃人参即为吃毒药。反之，任何药都可以成为补药。当然了，最后这句话也不要绝对去看。

第三是用量：米饭、馒头是中国人最基本的饮食物，谁都不能说它有“毒”，当人在极端饥饿下，吃得过多就会把人撑死；当你只有三两饭量的时候让你吃三斤，一样可以把你撑的去看医生，米饭、馒头没有“毒”，因为你食用的量超过了你的承受能力，所以米饭、馒头也就成为传统医学理念当中的“毒”药了。

当代医学中，“毒”的概念就是某种物质当中含有某些成分，如汞、铅等，即为有“毒”，然而他们在临床当中也在使用“毒”药，如用微量的砒霜治疗白血病，砒霜是“毒”药，自古就知道，传统医学用它内治疟疾、外治疮疡溃烂，那么砒霜算不算“毒”药呢？算“毒”药它能治疗疾病，不算“毒”要它可以吃死人，这是当代药物学与中国传统药物学最本质的区别。

任何物质，有“毒”没“毒”不是最重要的，最重要的是临床当中如何应用的问题，同样的物质对你来说可能就是“毒药”，反过来对我来说可能就是“补药”了。水是一切生命活动当中必不可缺的物质，生命当中如果没有水不行，那么水多了就好吗？不一定吧？太多了它可能就是危害生命的罪魁祸首。

神农氏“尝百草滋味，水泉之甘苦”，又是如何“令民知所避就”的呢？下面我们就这个问题继续分析。

神农氏为了族群的发展和生存，为了“令民知所避就”，故而“尝百草滋味，水泉之甘苦”。神农氏品尝出“百草滋味，水泉之甘苦”后，又是如何与人体的生理、病理功能相结合，提高人体的素质呢？

前面已经说过，在宇宙当中，天气下降为雨，水流于地；地气上升，云腾于天；天地相互召唤，气机升降互为因果，故产生了生、长、化、收、藏的气象变化。在自然界当中，所有生物都是一个器皿，它的内部也存在着和宇宙同样的变化，它的运动变化则表现为生、长、壮、老、死，这五种运动形态即所谓“五行”。推而广之，一年有春、夏、长夏、秋、冬五季，一日有晨、午、夕、暮、夜五时。

神农氏通过深入的观察研究发现了生、长、化、收、藏，但这只是自然界的一个运动现象，它不能涵盖自然界的所有事物，只有把它上升到“哲学”的高度，才可能有以下的对应关系。

东方应春而生风，春风能使木类生长，木类生酸味，酸味滋养肝脏，肝滋养筋膜，肝气输于筋膜，其气又能滋养心脏。具体表现为：在天应在风，在地应在木，在人体应在筋，在气应在柔和，在脏应在肝。其性为温暖，其德为平和，其功用为动，其色为青，其生化为繁荣，其虫为毛虫，其政为升散，其令为宣布舒发，其变动为摧折败坏，其灾为陨落，其味为酸，其情志为怒。怒能伤肝，悲哀能抑制怒气；风气能伤肝，燥气能克制风气；酸味能伤筋，辛味能克制酸味。

南方应夏而生热，热盛则生火，火能生苦味，苦味入心，滋养心脏，心能生血，心气通过血以滋养脾脏。变化莫测的神，其具体表现为：在天应在热，在地应在火，在人体应在脉，在气应在阳气生长，在脏应在心。其性为暑热，其德为显现物象，其功用为躁动，其色为赤，其生化为茂盛，其虫为羽虫，其政为明显，其令为热盛，其变动为炎热灼烁，其灾为炙灼焚烧，其味为苦，其情志为喜。喜能伤心，恐惧能抑制喜气；热能伤气，寒能克制热气；苦味能伤气，咸味能克制苦味。

中央应长夏而生湿，湿能生土，土能生甘味，甘味入脾，能滋养脾脏，脾能滋肌肉，脾气通过肌肉而滋养肺脏。变化莫测的神，其具体表现为：在天应于湿，在地应于土，人体应于肉，在气应于物体充盈，在脏应于脾。其性安静能兼化万物，其德为濡润，其功用为生化，其色黄，其生化为万物盈满，其虫为倮虫，其政为安静，其令为布化云雨，其变化为久雨不止，其灾为湿雨土崩，其味为甘，其情志为思。思能伤脾，仇能抑制思虑；思能伤肌肉，风能克制湿气，甘味能伤脾，酸味能克制甘味。

西方应秋而生燥，燥能声金，金能生辛味，辛味入肺而能滋养肺脏，肺能滋养皮毛，肺气通过皮毛而又能滋养肾脏。变化莫测的神，其具体表现为：在天应于燥，在地应于金，在人体应于皮毛，在气应于万物成熟，在脏应于肺。其性为清凉，其德为洁净，其功用为坚固，其色为白，其生化为收敛，其虫为介虫，其政为刚劲切切，其令为雾露，其变动为严酷摧残，其灾为青干而凋落，其味为辛，其情志为忧愁。忧能伤肺，喜能抑制忧愁；热能伤皮毛，寒能克制热气；味能伤皮毛，苦味能克制辛味。

北方应冬而生寒，寒能生水，水能生咸味，咸味入肾而能滋养肾脏，肾能滋养骨髓，肾气同过骨髓而能滋养肝脏。变化莫测的神，其具体表现为：在天应于寒，在地应于水，在人体应于骨，在气应于物体坚实，在脏应于肾。其性为严凛，其德为寒冷，其功用为闭藏，其色为黑，其生化为整肃，其虫为鳞虫，其政为平静，其令为霰雪其变动为水冰气寒，其灾为冰雹，其味为咸，其情志为恐。恐能伤肾，思能抑制恐惧，寒能伤血，燥能克制寒气；咸味能伤血，甘味能克制咸味。

以上东、南、中、西、北、五方之说，乃《素问·五运行大论》之所论，恐怕很多人看着很复杂，也不会明白其中的重要含义，其实他是前贤给我们做的一个示范，就是把自然界的所有事物按“五行”进行了一下分类，也就是按不同的属性分成了五大类。具体到五味的产生与五行的关系，这里虽然没有明确说明，但却有暗指，用现代物理学中有“作用力和反作用力”之说解释：

春天万物开始升发为辛，故以酸敛之，不使太过。

夏天万物开始繁茂盛长为咸，故以苦坚之，不使太过。

长夏万物开始转化为淡，故以甘缓之，不使太过。

秋天万物开始收敛为酸，故以辛散之，不使太过。

冬天万物开始封藏为苦，故以咸软之，不使太过。

故《素问·至真要大论》曰：“木位之主，其泻以酸，其补以辛；火位之主，其泻以甘，其补以咸；土位之主，其泻以咸，其补以甘；金位之主，其泻以辛，其补以酸；水位之主，其泻以咸，其补以苦”。

又曰：“厥阴之客，以辛补之，以酸泻之，以甘缓之；少阴之客，以咸补之，以甘泻之，以咸收之；太阴之客，以甘补之，以甘泻之，以甘缓之；少阳之客，以咸补之，以甘泻之，以咸软之；阳明之客，以酸补之，以辛泻之，以苦泻之；太阳之客，以苦补之，以咸泻之，以苦坚之，以辛润之”。

翻译成白话文就是：厥阴风木主气所致的疾病，就用酸味泄之，用辛味补之。

少阴君火与少阳相火所致的疾病，就用甘味泄之，用咸味补之。

太阴湿土主气所致的疾病，就用苦味泄之，用甘味补之。

阳明燥金主气所致的疾病，就用辛味泄之，用酸味补之。

太阳寒水主气所致的疾病，就用咸味泄之，用苦味补之。

厥阴客气所致的疾病，补用辛味，泄用酸味，缓用甘味。

少阴客气所致的疾病，补用咸味，泄用甘味，收用咸味。

太阴客气所致的疾病，补用甘味，泄用苦味，缓用甘味。

少阳客气所致的疾病，补用咸味，泄用甘味，软坚用咸味。

阳明客气所致的疾病，补用酸味，泄用辛味，泄下用苦味。

太阳客气所致的疾病，补用苦味，泄用咸味，坚用苦味，润用辛味。这些方法都是为了疏通腠理，引导津液，宣通阳气。

人体五脏之功能与之相应，故五脏疾病之治疗亦与之相应。传统文化当中的“相生相克之说”，即是物理学当中的“作用力与反作用力之说”。

五味的阴阳属性

对于五味在药物当中的作用，以及与阴阳的关系，《素问·至真要大论》曰：“辛甘发散为阳，酸苦涌泄为阴，咸味涌泄为阴，淡味渗泄为阳，六者或收或散，或缓或急，或燥或润，或软或坚，以所利而行之，调其气使其平也”。

《素问·阴阳应象大论》曰：“阴味出下窍，阳气出上窍。味厚者为阴，薄者阴之阳；气厚者为阳，薄者为阳之阴。味厚则泄，薄则通；气薄则发泄，厚则发热”。

所以味属于阴，所以趋向下窍；气属于阳，所以趋向上窍。

味厚的属纯阴，味薄的属于阴中之阳；气厚的属纯阳，气薄的属于阳中之阴。

味厚的有泄下的作用，味薄的有疏通的作用；气薄的能向外发泄，气厚的能助阳生热。

五味入胃以后，各归其所喜的脏器，所以酸味先入肝，苦味先入心，甘味先入脾，辛味先入肺，咸味先入肾，积之日久便能增加各脏之气，这是五味入胃后所起到的气化作用的一般规律。若是脏气增长日久而形成过胜，就会起到相反的作用。

对于五味的应用，《素问·阴阳应象大论》曰：“形不足者，温之以气；精不足者，补之以味”。

人体的功能属于阳，饮食物属于阴。饮食物经过脾胃的生化作用产生精气，再经过气化的作用滋养形体，所以形体的滋养全靠饮食物。

如果饮食不加以节制，使机体的功能活动太过，也可以使经气耗伤，反而能损伤形体。精可以产生功能，但功能也可以因为饮食不节而受损伤。

第三节　五味与五脏的关系

天有生、长、化、收、藏；地有木、火、土、金、水；人有肝、心、脾、肺、肾；味有酸、苦、甘、辛、咸。五味具有五种性能，故入五脏。

《灵枢·五味》曰："胃者，五脏六腑之海也，水谷皆入于胃，五脏六腑皆禀气于胃"。

食物进入人体后首先到胃，五脏六腑要从胃中接受食物所化生的精微物质，所以胃是五脏六腑所需水谷精微汇聚的地方。

食物的五味同五脏的关系，是按五味、五脏的五行属性来联系的，五味分别进入各自所亲和的脏。酸味的食物首先进入肝，苦味的首先进入心，甘味的首先进入脾，辛味的首先进入肺，咸味的首先进入肾。

食物所化生的精微物质，根据五脏的各自需要正常地流行而布散到全身。余下的部分化成糟粕，自上而下依次传化而排出体外。

食物进入胃后，精微部分从胃中出来而分别到达上焦和下焦，以营养五脏。水谷精微中的精纯部分化为营气在脉中运行，水谷精微中运行迅猛、滑利的部分化为卫气在脉外运行，这就是营气和卫气的运行道路。

故《灵枢·五味》曰："谷始入于胃，其精微者，先出于胃之两焦，以溉五脏，别出两行，营卫之道"。

水谷精微的另一部分与吸入的清气结合而形成宗气，宗气不像营气、卫气一样周流全身，而主要是积聚在胸中，所以把胸中称之为气海。

宗气出自于肺，沿着咽喉上行，呼则出，吸则入，保证人体正常的呼吸运动。

自然界为人类提供的营养物质，只有通过食物和空气进入人体后分别形成宗气、营气和卫气、糟粕四个方面，才能维持正常的生命活动。如果半天不进饮食，人的气就要衰减；一天不进饮食，人的气就会缺少。

在五谷中，粳米味甘、芝麻味酸、大豆味咸、麦味苦、黄米味辛。

在五果中，枣子味甘、李子味酸、栗子味咸、杏子味苦、桃子味辛。

在五畜中，牛肉味甘、狗肉味酸、猪肉味咸、羊肉味苦、鸡肉味辛。

在五菜中，葵菜味甘、韭菜味酸、豆叶味咸、野蒜味苦、葱的味辛。

由五色来决定五味的适应情况黄色适应甘味、青色适应酸味、黑色适应咸味，赤色适宜应苦味，白色适应辛味。这就是五色分别适应五味的情况，上述五色所适应的五味；就是分别代表五脏病变所选用的适宜食物。

五脏盛所需气味

肝色青，宜食甘，粳米饭、牛肉、枣、葵皆甘。（胡注：肝盛者所食也。）

心色赤，宜食酸，犬肉、麻、李、韭皆酸。（胡注：心盛者所食也。）

脾黄色，宜食咸，大豆、猪肉、栗、藿皆咸。（胡注：脾盛者所食也。）

肺白色，宜食苦，麦、羊肉、杏、薤皆苦。（胡注：肺盛者所食也）

肾色黑，宜食辛，黄黍、鸡肉、桃、葱皆辛。（胡注：肾盛者所食也）（胡注：此论亦是通过五行生克理论推导出来的。）

五脏虚所需气味

脾病者，宜食粳米牛肉枣葵。（胡注：甘主缓入脾，脾虚者食之。）

心病者，宜食麦羊肉杏薤。（胡注：苦主坚入心，心气虚者食之。）

肾病者，宜食大豆黄卷猪肉栗藿。（胡注：咸主软入肾，肾阳虚者食之。）

肝病者，宜食麻犬肉李韭。（胡注：酸主敛入肝，肝阳亢者食之。）

肺病者，宜食黄黍鸡肉桃葱。（胡注：辛主散入肺，肺气虚者食之。）

五味的功用：辛味能发散，酸味能收敛，甘味能缓急，苦味能坚燥，咸味能坚。凡毒药都是可用来攻逐病邪，五谷用以充养五脏之气，五果帮助五谷以营养人体，五畜用以补益五脏，五菜用以充养脏腑，气味和合而服食，可以补益精气。

这五类食物，各有辛、酸、甘、苦、咸的不同气味，各有利于某一脏气，或散，或收，或缓，或急，或坚等，在运用的时候，要根据春、夏、秋、冬四时和五脏之气的偏盛偏衰及苦欲等具体情况，各随其所宜而用之。

五味的应用

对于五味的应用，《内经》中有很多篇幅都有论述，李时珍在《本草纲目》当中也汇总了各家之说，下面我们就五脏与五味、五行的关系简单论述一下。

肝

肝属木旺于春，肝与胆相表里，故春天是足厥阴肝和足少阳胆主治的时间；甲乙属木，故足少阳胆主甲木，足厥阴肝主乙木，肝胆的旺日为甲乙；肝在志为怒，怒则气急，甘味能缓急，故宜急食味甘的食物以缓之。

肝脏有病在夏季当愈，若至夏季不愈到秋季病情就要加重；如秋季不死至冬季病情就会维持稳定不变状态，到来年春季病即好转。

因风气通于肝，故肝病最禁忌受风。

有肝病的人愈于丙丁日；如果丙丁日不愈，到庚辛日病就加重；如果庚辛日不死，到壬癸日病情就会维持稳定不变状态，到了甲乙日病即好转

患肝病的人，在早晨的时候精神清爽，傍晚的时候病就加重。到半夜时便安静下来。

肝木性喜条达而恶抑郁，故肝病急用辛味的食物以散之，若需要补以辛味的食物补之，若需要泻以酸味的食物泻之。

心

心属火旺于夏，心与小肠相表里，故夏天是手少阴和手太阳小肠主治的时间；丙丁属火，故手少阴心主丁火，手太阳小肠主丙火，心与小肠的旺日为丙丁；心在志为喜，喜则气缓，心气过缓则心气虚而散，酸味能收敛，故宜急食味酸的食物以收之。

心脏有病愈于长夏；若至长夏不愈到了冬季病情就会加重；如果在冬季不死到了明年的春季病情就会维持稳定不变状态，到了夏季病即好转。

心有病的人应禁忌温热的食物，衣服也不能穿的太暖。

有心病的人愈于戊己日；如果戊己日不愈，到壬癸日病就加重；如果在壬癸日不死，到甲乙日病情就会维持稳定不变状态，到丙丁日病即好转。

心脏有病的人，在中午的时候神情爽慧，半夜时病就加重，早晨时便安静了。

心病欲柔软，宜急食咸味的食物以软之，需要补则以咸味的食物补之，以甘味的食物泻之。

脾

脾属土旺于长夏（六月），脾与胃相表里，故长夏是足太阴脾和足阳明胃主治的时间；戊己属土，故主太阴脾主己土，主阳明胃主戊土，脾与胃的旺日为戊己；脾性恶湿，湿盛则伤脾，苦味能燥湿，故宜急食味苦的食物以燥之。

脾脏有病愈于秋季；若至秋季不愈到春季病就加重；如果在春季不死到夏季病情就会维持稳定不变状态，到长夏的时间病即好转。

脾病应当禁忌吃温热性的食物，忌饮食过饱、居湿地、穿湿衣服等。

脾有病的人愈于庚辛日；如果在庚辛日不愈到甲乙日加重；如果在甲乙日不死到丙丁日病情就会维持稳定不变状态，到了戊己日病即好转。

脾有病的人，在午后的时间精神清爽，日出时病就加重，傍晚是便安静了。

脾脏病需要缓和，甘能缓中，故宜急食甘味的食物以缓之，需要泻则用苦味的食物泻脾，以甘味的食物补脾。

肺

肺属金旺于秋；肺与大肠相表里，故秋天是手太阴肺和手阳明大肠主治的时间；庚辛属金，故手太阴肺主辛金，手阳明大肠主庚金，肺与大肠的旺日为庚辛；肺主气，其性清肃，若气上逆则肺病，苦味能泄，故宜急食味苦的食物以泄之。

肺脏有病愈于冬季；若至冬季不愈到夏季病就加重；如果在夏季不死至长夏时病情就会维持稳定不变状态，到了秋季病即好转。

肺有病应当禁忌寒冷的饮食及穿太单薄的衣服。

肺有病的人愈于壬癸日；如果在壬癸日不愈到丙丁日病就加重；如果在丙丁日不死到戊己日病情就会维持稳定不变状态，到了庚辛日病即好转。

肺有病的人，傍晚的时候精神爽慧，到中午时病就加重，到半夜时变安静了。

肺气欲收敛，宜急食酸味的食物以收敛，需要补的，用酸味的食物补肺，需要泻的，用辛味的食物泻肺。

肾

肾属水旺于冬，肾与膀胱相表里，故冬天是足少阴肾与足太阴膀胱主治的时间；壬癸属水，故足少阴肾主癸水，足太阳膀胱主壬水，肾与膀胱的旺日为壬癸；肾为水脏，喜润而恶燥，故宜急食味辛的食物以润之。如此就可以开发腠理，运行津液，宣通五脏之气了。

肾脏有病愈于春季；若至春季不愈到长夏时病就加重；如果在长夏不死到秋季病情就会维持稳定不变状态，到冬季病即好转。

肾病应当禁止食用烤炙过热的食物和穿经过火烘烤过的衣服。

肾有病的人愈于甲乙日；如果在甲乙日不愈到戊己日病就加重；如果在戊己日不死到庚辛日病情就会维持稳定不变状态，到壬癸日病即好转。

肾有病的人，在半夜的时候精神爽慧，在一日当中辰、戌、丑、未四个时辰病情加重，在傍晚时便安静了。

肾主必藏，其气欲坚，需要补的，宜急食苦味的食物以坚之，用苦味的食物补之，需要泻的，用咸味的食物泻之。

《本草纲目·五脏五味补泻》中亦说：肝苦急，急食甘以缓之（甘草），以酸泻之（芍药），实则泻子（甘草）。欲散，急食辛以散之（川芎），以辛补之（细辛），虚则补母（地黄、黄柏）。

心苦缓，急食酸以收之（五味子），以甘泻之（甘草、参、芪），实则泻子（甘草）。欲软，急食咸以收之（芒硝），以咸补之（泽泻），虚则补母（生姜）。

脾苦湿，急食苦以燥之（白术），以苦泻之（黄连），实则泻子（桑白皮）。欲缓，急食甘以缓之（炙甘草），以甘补之（人参），虚则补母（炒盐）。

肺苦气上逆，急食苦以泄之（诃子），以辛泻之（桑白皮），实则泻子（泽泻）。欲收，急食酸以收之（白芍药），以酸补之（五味子），虚则补母（五味子）。

肾苦燥，急食辛以润之（黄柏、知母），以咸泻之（泽泻），实则泻子（芍药）。欲坚，急食苦以坚之（知母），以苦补之（黄柏），虚则补母（五味子）。

张元素也说：凡药之五味，随五脏所入而为补泻，亦不过因其性而调之。酸入肝，苦入心，甘入脾，辛入肺，咸入肾。辛主散，酸主收，甘主缓，苦主坚，咸主软。辛能散结润燥，致津液，通气；酸能收缓敛散；甘能缓急调中；苦能燥湿坚软；咸能软坚；淡能利窍。李时珍曰：甘缓、酸收、苦燥、辛散、咸软、淡渗，五味之本性，一定而不变者也；其或补或泻，则因五脏四时而迭相施用者也。温、凉、寒、热，四气之本性也；其于五脏补泻，亦迭相施用也。此特洁古张氏因《素问》饮食补泻之义，举数药以为例耳，学人宜因意而充之。

虽说气味是调整身体、治疗疾病的重要因素，但也不可过用，过用则无益而有害，物极必反是也。

五味禁忌

《素问·生气通天论》曰：“阴之所生，本在五味，阴之五宫，伤在五味”。也就是说，阴精的产生来源于饮食五味，而储藏阴精的五脏也会因五味太过而受伤。

所以过多的饮食酸味，就会使肝气抑郁而亢盛，从而导致脾气的衰竭。

过多的饮食苦味，就会使脾气过燥而不濡润，从而使胃气滞纳。

过多的饮食甜味，就会使心气满闷，气逆作喘，颜面发黑，同时还会导致肾气的阴阳失于平衡。

过多的饮食辛味，就会使筋脉败坏，发生弛纵，精神因兴奋受损。

过多的饮食咸味，就会使骨骼缺钙而损伤，心气耗散而抑郁，肌肉因此而痿软。

《灵枢·五味论》曰：“五味入于口，各有所走，各有所病”。就是说食物进入人体后，其五味分别进入相应的脏腑经络，在其影响下也会发生各自的病变。

如酸味能进入筋，若是服食酸味偏多，就会引起小便不通。由于酸味涩滞，具有收敛的作用，所以酸味入胃以后，只能行于上、中二焦，而不能迅速地被吸收转化，因此就停滞在胃中。若是胃中和调温暖，促使它下注膀胱，因膀胱的尿脬薄而柔软，遇到酸味便会收缩卷曲，从而导致膀胱的出口处也紧缩约束，进而影响水液的排泄，出现小便不利的病证。前阴是宗筋汇聚的地方，因肝主筋，所以说酸走筋。

咸味能进入血液，若是服食咸味过量，就能引起口渴。咸味人胃后，其气味运行于中焦，输注于血脉与血相合，造成血液浓稠，这时就需要从胃中的津液中不断地补充调和。这样就使胃中的津液不足，从而影响到咽部的津液输布，使得咽部和舌根部因干燥而出现口渴的现象。血脉是中焦化生的精微物质输布到周身的通道，血液出于中焦，咸味运行于中焦，所以咸味入胃后就直接走入血分。

辛味能进入气分，若是服食辛味太过，可引起内心有空虚感。上焦的功能是将来自中焦的水谷精微布散到体表，而辛味人胃后，它的气味就运行于上焦，所以过多的食用葱、姜、蒜、韭之类的辛辣之味就会熏蒸于上焦，使营卫之气受到影响。如果辛辣之味久留于胃中，就会出现内心空虚的感觉。辛味常与卫阳之气同行，所以辛味入胃以后可以促使卫阳之气外达而汗出，辛热之气也会随着汗出而排泄，这就是辛味走气的道理。

苦味能进入骨骼，若是服食苦味太多，就会使人发生呕吐。苦味坚涩，五谷的其他气味都不能胜过苦味，所以当苦味进入胃后，三焦的气机受其影响而闭塞不通。三焦不通则胃内食物不得消化、输散，因此就会上逆而形成呕吐。牙齿是骨的外露部分，苦味经过牙齿进入体内，而呕吐又通过牙齿外出，这就是苦走骨的道理。

甘味能进入肌肉，若是服食甘味太多，就会使人感到心胸烦闷。甘味黏腻，可以阻碍胃中的气机，当甘味入胃后就会造成胃气柔弱而不能达于上焦，使食物停留在胃中而不能消化。甘味能使胃气柔润，胃柔则气缓，气缓则容易化湿生虫，寄生虫因食甘味而在胃中蠕动，故使人心中烦闷。甘味可以入脾，脾主肌肉，所以说甘味善走肌肉。

《素问·五脏生成篇》曰："色味当五脏：白当肺、辛；赤当心、苦；

青当肝、酸；黄当脾、甘；黑当肾、咸”。

比如：青色和酸味应于肝，赤色和苦味应于心，黄色和甘味应于脾，白色和辛味应于肺，黑色和咸味应于肾。

故肝欲得酸味，心欲得苦味，脾欲得甘味，肺欲得辛味，肾欲得咸味，这是五味分别与五脏之气相合的对应关系。

若过食酸味，会使肌肉粗厚皱缩而口唇掀揭；过食苦味，会使皮肤枯槁而毫毛脱落；过食甘味，会使骨骼疼痛而头发脱落；过食辛味，会使筋脉劲急而爪甲枯干；过食咸味，会使血脉凝塞不畅，而颜面色泽发生变化；这是偏食五味所造成的损害。

《素问·宣明五气》曰：“辛走气，气病无多食辛；咸走血，血病无多食咸；苦走骨，骨病无多食苦；甜走肉，肉病无多食甜；酸走筋，筋病无多食酸。是谓五禁忌，无令多食”。

由此可见，“有是病用是药”是多么经典之警句。在大力倡导“治未病”之今日，各类保健品蜂拥而至，不久之将来，各种因不懂中医之理论所造成的后遗症会比比皆是。

因此谨慎地调和五味，就会使骨骼强健，筋脉柔和，气血通畅，腠理致密，所以重视养生之道，必须依照正确的方法加以实行，才能长期保有上天赋予的生命力。

年运与气味的关系

《素问·六元正纪大论》曰：“数之始，起于上而终于下，岁半之前，天气主之，岁半之后，地气主之，上下交互，气交主之，岁纪毕矣”。所谓“天气主之”者，即是司天也；所谓“地气主之”者，即是在泉也。

一年当中司天、在泉之间六气的变化，即是生长化收藏之间的变化；六气之间的辩证关系即是五行、五脏之间的辩证关系。

天地有生、长、化、收、藏，人亦有生、长、化、收、藏，即肝、心、脾、肺、肾是也。天地气运之变化亦会引起人体功能之变化；天地气运之胜复即人体五脏功能之胜复。故《素问·五常政大论》曰：“不知年之所加，气之同异，不足以言生化”，亦有前辈说：“不知年之所加，不足以言医也”。

要理解《黄帝内经》中以下的内容，有几个名词或者说概念必须要解释一下：

所谓“司天”，就是指主要负责这一年上半年的气候现象，如厥阴风木司天，就是说在这一年的上半年是以多风为主要气候表现，负责的时间为：大寒、立春、雨水、惊蛰、春分、清明、谷雨、立夏、小满、芒种、夏至、小暑十二个节气。

所谓“在泉”，就是指主要负责这一年下半年的气候现象，如少阳相火在泉，就是说在这一年的下半年是以暑热为主要气候表现，负责的时间为：大暑、立秋、处暑、白露、秋分、寒露、霜降、立冬、小雪、大雪、冬至、小寒十二个节气。

所谓“胜气”就是“克”己之气偏盛，造成本气生病。如“燥司于地，热反胜之”或“燥化于天，热反胜之”，本来应该是阳明燥金主气，因阳明燥金主气不足反而形成少阳相火主气，此少阳相火之气就是“胜气”。

所谓“复气”就是指自己所“生”之气。如“燥司于地，热反胜之”或“燥化于天，热反胜之”，本来应该是阳明燥金主气，因阳明燥金主气不足反而形成少阳相火主气，这时自己所“生”之气太阳寒水就会前来“报复”少阳相火，此时的太阳寒水即是“复气”。

读者朋友们一定要注意，下面的内容虽然论述的是六气之间的辩证关系，你可千万不要简单地理解为就是六气之间的关系，其实它也是在论述六经之间的辩证关系，也是在论述五脏之间的辩证关系。

《素问·五常政大论》曰：“气始而生化，气散而有形，气布而蕃育，气终而象变，其致一也”。

就是说万物因受气而开始生化，因气的散发而开始有形，因气的敷布而开始繁茂，到气终止的时候，生物的形象便发生变化，万物虽然各不相同，但是这种气化现象却是一致的。

然而五味的资生，生化有厚有薄，成熟有少有多，开始和结果也有不同，这些不同的变化，都是由于受在泉之气所控制而产生的，故万物的生化功能非天气则不生，非地气则不长，都是因为寒、热、燥、湿等气的气化作用各有不同的缘故。

如厥阴风木在泉，则湿毒之物不生，凡甘味的东西都不生，其所主之味是酸、苦，在谷类是属于青和红色之类；厥阴在泉，则少阳司天，上阳下阴，木火相合，故其气化专一，其味醇正。

少阴君火在泉，则寒毒之物不生，味辛的东西不生，其所主之味是辛、苦、甘，在谷类是属于白色和火红之类。

少阳相火在泉，则寒毒之物不生，火能克金，味辛的东西被克而不生，其所主之味是苦和酸，在谷类是属青和火红色的一类。

太阴湿土在泉，燥毒之物不生，凡咸味及气热的东西都不生，其所主之味是甘和咸，在谷类是属于土黄和黑色之类；太阴在泉，是土居地位，所以其气化淳厚，足以制水，故咸味得以内守，其气专精而能生金，故辛味也得以生化，而于湿土同治。

阳明燥金在泉，则湿毒之物不生，味酸及属生的东西都不生，其所主之味是辛、苦、甘，在谷类是属于火红和素色的一类。

太阳寒水在泉，则热毒之物不生，凡苦味的东西都不生，其所主之味是淡和咸，在谷类属土黄和黑色一类。

以上讨论的是在不同的年份，同一种药物的气味会有不同的变化，也就是说同一种药物在不同的年份其药效是会发生改变的。与年份的在泉之气相同的药物或食物的作用就强，与在泉之气相克的药物或食物的作用就弱，这些古人早已有认知，而非当下所谓的人工养殖，化肥、农药催生这样简单。

《素问·至真要大论》曰：诸气在泉，风淫于内，治以辛凉，佐以苦；以甘缓之，以辛散之。

热淫于内，治以咸寒，佐以甘苦，以酸收之，以苦发之。

湿淫于内，治以苦热，佐以酸淡，以苦燥之，以淡泄之。

火淫于内，治以咸冷，佐以苦辛，以酸收之，以苦发之。

燥淫于内，治以苦温，佐以甘辛，以苦下之。

寒淫于内，治以甘热，佐以苦辛，以咸泻之，以辛润之，以苦坚之。

司天之气，风淫所胜，平以辛凉，佐以苦甘，以甘缓之，以酸泻之。

热淫所胜，平以咸寒，佐以苦甘，以酸收之。

湿淫所胜，平以苦热，佐以酸辛，以苦燥之，以淡泄之。湿若甚而热，治以苦温，佐以甘辛，以汗为故而止。

火淫所胜，平以酸冷，佐以苦甘，以酸收之，以苦发之，以酸复之。热淫同。

燥淫所胜，平以苦湿，佐以酸辛，以苦下之。

寒淫所胜，平以辛热，佐以甘苦，以咸泻之。

此所谓“淫于内”和“所胜”者，都是指自身的功能偏盛所应采取的治疗方案。

《素问·至真要大论》曰：风司于地，清反胜之，治以酸温，佐以苦甘，以辛平之。

热司于地，寒反胜之，治以甘热，佐以苦辛，以咸平之。

湿司于地，热反胜之，治以苦冷，佐以咸甘以苦平之。

火司于地，寒反胜之，治以甘热，佐以苦辛，以咸平之。

燥司于地，热反胜之，治以平寒，佐以苦甘，以酸平之，以和为利。

寒司于地，热反胜之，治以咸冷，佐以甘辛，以苦平之。

《素问·至真要大论》曰：风化于天，清反胜之，治以酸温，佐以甘苦。

热化于天，寒反胜之，治以甘温，佐以苦酸辛。

湿化于天，热反胜之，治以苦寒，佐以苦酸。

火化于天，寒反胜之，治以甘热，佐以苦辛。

燥化于天，热反胜之，治以辛寒，佐以苦甘。

寒化于天，热反胜之，治以咸冷，佐以苦辛。

所谓“反胜”者，即是指遇到“胜我”之气或者说之脏偏盛，所应采取的治疗方案。

《素问·至真要大论》曰：厥阴之胜，治以甘清，佐以苦辛，以酸泻之。

少阴之胜，治以辛寒，佐以苦咸，以甘泻之。

太阴之胜，治以咸热，佐以辛甘，以苦泻之。

少阳之胜，治以辛寒，佐以甘咸，以甘泻之。

阳明之胜，治以酸温，佐以辛甘，以苦泄之。

太阳之胜，治以甘热，佐以辛酸，以咸泻之。

所谓“胜”者，是指自身的功能偏盛所应采取的治疗方案。

《素问·至真要大论》曰：厥阴之复，治以酸寒，佐以甘辛，以酸泻之，以甘缓之。

少阴之复，治以咸寒，佐以苦辛，以甘泻之，以酸收之，辛苦发之，以咸软之。

太阴之复，治以苦热，佐以酸辛，以苦泻之，燥之、泄之。

少阳之复，治以咸冷，佐以苦辛，以咸软之，以酸收之，辛苦发之；发不远热，无犯温凉。少阴同法。

阳明之复，治以辛温，佐以苦甘，以苦泄之，以苦下之，以酸补之。

太阳之复，治以咸热，佐以甘辛，以苦坚之。

所谓“复”就是指报复的它脏功能偏盛而产生的偏盛之气，亦所谓“以恶制恶”中的本不想恶，因为要制恶而产生的恶气。

《素问·至真要大论》曰：厥阴之客，以辛补之，以酸泻之，以甘缓之。

少阴之客，以咸补之，以甘泻之，以咸收之。

太阴之客，以甘补之，以苦泻之，以甘缓之。

少阳之客，以咸补之，以甘泻之，以咸软之。

阳明之客，以酸补之，以辛泻之，以苦泄之。

太阳之客，以苦补之，以咸泻之，以苦坚之，以辛润之，开发腠理，致津液通气也。

所谓“客”者，就是被它气或者说它脏所“克”所产生的虚实之证，要用上述原则组方治疗。

《素问·至真要大论》曰：木位之主，其泻以酸，其补以辛。

火位之主，其泻以苦，其补以咸。

土位之主，其泻以淡，其补以甘。

金味之主，其泻以辛，其补以酸。

水位之主，其泻以咸，其补以苦。

所谓主位者，即是本脏自身的功能是也，若是偏盛用泻法，若是偏衰用补法。

《素问·至真要大论》曰：治诸胜复，寒者热之，热者寒之，温者清之，清者温之，散者收之，抑者散之，燥者润之，急者缓之，坚者软之，脆者坚之，衰者补之，强者泻之，各安其气，必清必静，则病气衰去，归其所宗，此治之大体也。

《素问·五常政大论》曰：治热以寒，温而行之；治寒以热，凉而行之；治温以清，冷而行之；治清以温，热而行之。故消之削之，吐之下之，补之泻之，久新同法。

能毒者以厚药，不胜毒者以薄药。

高者抑之，下者举之，有余折之，不足补之，佐以所利，和以所宜，必安其主客，适其寒温，同者逆之，异者从之。

治寒以热，治热以寒，气相得者逆之，不相得者从之。

学《黄帝内经》者皆曰："内经无方"，以上的治则难道不是方子吗？唯一可问的是："内经为什么没有药方"？

答案只有一个，那就是因为《黄帝内经》旁边还有一部《神农本草经》，你可以根据上述原则随便组方。

治疗用的"药方"是死的，因为它已经划定了范围；治疗用的"方药"也是死的，而道地药物的产地则是不同的，别忘了两千年前的物流是很不方便的，有"方"无"药"，其"方"有何用？当下也是。故《内经》曰："知其要者，一言而终，不知其要，流散无穷"。明白了上述道理，什么是方？什么是药？什么是食？有悟性者一目了然，何须多言。

《素问·五常政大论》曰："补上下者从之，治上下者逆之，以所在寒热盛衰而调之"。

因司天在泉之气不及而造成疾病的，应当用补法顺其气；因司天在泉之气太过而造成疾病的，治疗时应当逆其气，要根据其寒热盛衰来进行调治，不论从上、下、内、外取治，总要探求其致病的原因。

凡是身体强壮能耐受毒药的就给以性味厚的药物，凡是身体羸弱不能耐受毒药的就给以性味薄的药物。

若是症状与病机相反的，可以用病在上治其下，病在下治其上，病在中治其四旁的方法进行治疗。

治热病用寒药，而用温服法；治寒病用热药，而用凉服法；治温病用凉药，而用冷服法；治清冷的病用温药，而用热服的方法。

用消法通积滞、攻坚积，用吐法治疗上部之实，用补法治疗各种虚症，用泻法治疗各种实症，无论久病新病都可根据这些原则进行治疗。

药物与气味的关系

李时珍之《本草纲目》是集明朝以前本草之大成，并有所增补，亦汇集了明朝以前各家之学说。关于药物与气味的关系，我们看看《本草纲目》当中，各家之论。

李东垣说："夫药有温、凉、寒、热之气，辛、甘、淡、酸、苦、咸之味也。升、降、浮、沉之相互，浓、薄、阴、阳之不同。一物之内，气味兼有；一药之中，理性具焉。或气一而味殊，或味同而气异。气象天，温热者，天之阳；凉寒者，天之阴。天有阴、阳，风、寒、暑、湿、燥、火，三阴、三阳，上奉之也。味象地，辛、甘、淡者，地之阳；酸、苦、咸者，地之阴；地有阴、阳，金、木、水、火、土，生、长、化、收、藏，下应之也。气味薄者，轻清成象，本乎天者亲上也。气味浓者，重浊成形，本乎地者亲下也"。（《本草纲目序例第一卷·气味阴阳》）

又说："凡药之所用，皆以气味为主。补泻在味，随时换气"。（《本草纲目序例第一卷·神农本草名例》）

王好古说："味有五，气有四。五味之中，各有四气。如辛则有石膏之寒，桂、附之热，半夏之温，薄荷之凉是也。气者天也，味者地也。温、热者天之阳，寒、凉者天之阴；辛、甘者地之阳，咸、苦者地之阴。本草五味不言淡，四气不言凉；只言温、大温、热、大热、寒、大寒、微寒、平、小毒、大毒、有毒、无毒，何也？淡附于甘，微寒即凉也"。（《本草纲目序例第一卷·神农本草名例》）

又说："本草之味有五，气有四。然一味之中有四气，如辛味则石膏寒、桂附热、半夏温、薄荷凉之类是也。夫气者天也，温热天之阳，寒凉天之阴；阳则升，阴则降。味者地也，辛、甘、淡，地之阳，酸、苦、咸，地之阴；阳则浮，阴则沉。有使气者，使味者，气味俱使者，先使气而后使味者，先使味而后使气者。有一物一味者，一物三味者；一物一气者，一物二气者。或生熟异气味，或根苗异气味。或温多而成热，或凉多而成寒，或寒热各半而成温。或热者多，寒者少，寒不为之寒；或寒者多，热者少，热不为之热，不可一途而取也。或寒热各半，昼服则从热之属而升，夜服则从寒之属而降；或晴则从热，阴则从寒，变化不一如此。况四时六位不同，五运六气各异，可以轻用为哉"。《本草纲目序例第一卷·气味阴阳》

寇宗奭说："凡称气者，是香臭之气。其寒、热、温、凉，是药之性。且如白鹅脂性冷，不可言气冷也。四气则是香、臭、腥、臊。如蒜、阿魏、鲍鱼、汗袜，则其气臭；鸡、鱼、鸭、蛇，则其气腥；狐狸、白马茎、人中白，则其气臊；沉、檀、龙、麝，则其气香是也。则气字当改为性字，于义方允"。

李时珍对寇宗奭所说进行了评论："寇氏言寒、热、温、凉是性，香、臭、腥、臊是气，其说与礼记文合。但自《素问》以来，只以气味言，卒难改易，姑从旧尔"。(《本草纲目序例第一卷·神农本草名例》)

《素问·脏气法时论》更是明确地把五脏与气味、气味与药食进行了归类，并指出每类药食所能担当的功能：肝色青，宜食甘，粳米牛肉枣葵皆甘；心色赤，宜食酸，小豆犬肉李韭皆酸；肺色白，宜食苦，麦羊肉杏薤皆苦；脾色黄，宜食咸，大豆猪肉栗藿皆咸；肾色黑，宜食辛，黄黍鸡肉桃葱皆辛。辛散、酸收、甘缓、苦坚、咸软。

毒药攻邪，五谷为养，五果为助，五畜为益，五菜为充。气味合而服之，以补精益气。此五者，有辛酸甘苦咸，各有所利，或散、或收、或缓、或急、或坚、或软，四时五脏，病随五味所宜也。

中药的炮制也不是当代人所认为的是改变药物的成分，而是要改变药物的性质。张元素说：病在头面及皮肤者，药须酒炒；在咽下脐上者，酒洗之；在下者，生用。寒药须酒浸曝干，恐伤胃也；当归酒浸，助发散之用也。陈嘉谟说：制药贵在适中，不及则功效难求，太过则气味反失。火制四：煅、炮、炙、炒也。水制三：渍、泡、洗也。水火共制：蒸、煮二者焉。法造虽多，不离于此。酒制升提、姜制发散、入盐走肾而软坚、用醋注肝而住痛。童便制，除劣性而降下；米泔制，去燥性而和中。乳制润枯生血，蜜制甘缓益元。陈壁土制，窃真气骤补中焦；麦麸皮制，抑酷性勿伤上膈。乌豆汤、甘草汤渍曝，并解毒致令平和。羊酥油、猪脂油涂烧，咸渗骨容易脆断。去瓤者免胀，抽心者除烦。大概具陈，初学熟玩。（《本草纲目序例第一卷·神农本草名例》）

第三章　药食的分类

《灵枢·五味》曰："胃者，五脏六腑之海也，水谷皆入于胃，五脏六腑，皆禀气于胃。五味各走其所喜，谷味酸，先走肝；谷味苦，先走心；谷味甘，先走脾；谷味辛，先走肺；谷味咸，先走肾。谷气津液已行，营卫大通，乃化糟粕，以次传下"。

万物皆有酸、苦、甘、辛、咸五种味道，当食物进入人体后首先到胃，因为五脏六腑要从胃中接受食物所化生的精微物质，所以胃是五脏六腑所需水谷精微汇聚的地方。

食物的五味同五脏的关系是按五味、五脏的五行属性来对应的，五味都是先分别进入各自所对应的五脏。如：酸味的食物首先进入肝，苦味的首先进入心，甘味的首先进入脾，辛味的首先进入肺，咸味的首先进入肾。

食物所化生的精微、液津在正常情况下可以转化成营气、卫气和宗气，营气、卫气和宗气若是旺盛、就可以通畅地周流全身而濡养五脏六腑、四肢百骸，余下的部分则化成糟粕，自上而下依次排出体外。

所以，半天不进饮食的人气就要衰减，一天不进饮食的人气就会缺少。

五谷中，粳米味甘、芝麻味酸、大豆味咸、麦味苦、黄米味辛。

五果中，枣子味甘、李子味酸、栗子味咸、杏子味苦、桃子味辛。

五畜中，牛肉味甘、狗肉味酸、猪肉味咸、羊肉味苦、鸡肉味辛。

五菜中，葵菜味甘、韭菜味酸、豆叶味咸、野蒜味苦、葱的味辛。

由五色来决定五味的适应情况是：黄色对应甘味、青色对应酸味、黑色对应咸味，赤色对宜应苦味，白色对应辛味，这就是五色分别对应五味的情况。上述五色所对应的五味，就是分别代表五脏病变所应选用的适宜食物。

脾脏病变，宜食粳米饭、牛肉、枣、葵菜等。（注：脾虚者食之也）

心脏病变，宜食麦、羊肉、杏、野蒜等。（注：心虚者食之也）

肾脏病变，宜食大豆黄卷、猪肉、栗子、豆叶等。（注：肾虚者食之也）

肝脏病变，宜食芝麻、狗肉、李子、韭等。（注：肝虚者食之也）

肺脏病变，宜食黄米、鸡肉、桃子、葱。（注：肺虚者食之也）

五脏病变的禁忌：（注：指五脏虚者）

肝脏病变禁忌辛味，心脏病变禁忌咸味，脾脏病变禁忌酸味，肾脏病变禁忌甘味，肺脏病变禁忌苦味。

五脏病变之适宜：（注：指五脏实者）

肝脏病变则面色青，肝病苦于急，故宜食甘味食物以缓急，如粳米饭、牛肉，枣、葵菜都是甘味食物。

心脏病变则面色赤，心病苦于缓，故宜食酸味食物以收敛之，如狗肉、芝麻，李子、韭都是酸味食物。

脾脏病变则面色黄，苦于气结，故宜食咸味食物软之，如大豆、猪肉、栗子、豆叶都是咸味食物。

肺脏病变则面色白，苦于气上逆，故宜食苦味食物以泄之，如麦、羊肉、杏、野蒜都是苦味食物。

肾脏病变则面色黑，肾病苦于燥，故宜食辛味食物以润泽之，如黄米、鸡肉、桃子、葱都是辛味食物。

以上只是笼统地概述了一下食药的关系和应用方法，下面我们就把常用的一些食药的性味主治陈列出来，以供读者参考。

第一节　水

热汤水

【释名】亦名百沸汤、麻沸汤、太和汤。

【气味】甘、平、无毒。

【主治】霍乱转筋（以器装汤熨烫患部，又把足底汤热，汤冷须换热），冻疮，痈肿，火眼赤乱，蝎虿咬伤等。

【附方】热汤就是白开水，以煮开多次者为好，所以叫百沸汤。纵然生水不好，多煎仍有好处。水沸腾多次，其中污浊之物，或下沉、或上散、水质就好多了。

张从正讲：凡是伤寒、伤风、伤食、伤酒，初起时不用服药，只需喝一两碗白开水或酸菜汤就有效，喝后用手揉肚子，觉得神志有些恍惚，再喝白开水揉肚子，最后感到再也喝不下了，就设法呕吐，让汗发出来为止。（“凡伤寒、伤风、伤食、伤酒、初起无药，便饮太和汤碗许，或酸齑汁亦可。以手揉肚，觉恍惚，再饮再揉，至无所容，探吐，汗出则已。”）这确实是日常可用的简易治疗法。

夏冰水

【释名】亦名凌，即冬天掘冰窖藏冰，备夏日之用。

【气味】甘、冷、无毒。

【主治】可熨乳石发热发肿。去热烦，能解暑毒和烧酒毒。伤寒阳毒，热盛昏迷者，用冰一块放在胸部有效。身上有瘢痕，可用夏冰时时熨抹，能消去。

井泉水

【释名】井水

【气味】甘、微寒、无毒。

【主治】逐痰下降（即治逆痰），可下胸胃淤浊，止吐。

山岩泉水

【释名】此山岩土石间所出泉，流为溪涧者也。

【气味】甘、平、无毒。

【主治】霍乱烦闷，腹空呕吐，转筋并入腹，宜多服之。

腊雪水

【释名】取霜法：用鸡毛扫取，装入瓶中，密封保存于阴凉处，虽成水液，历久数十年不坏。

【气味】甘、冷、无毒。

【主治】腊雪有益于菜麦，又能杀虫蝗。

用以浸五谷种，则耐旱而不生虫。

洒家具上，能驱苍蝇。

淹藏一切水果和食品，可以免虫蛀之害。

春雪有虫，容易腐败，所以不能入药。

【附方】腊雪能解一切毒。治时气温疫、酒后暴热、小儿热狂啼等。亦可治黄疸，但服时须稍加热。腊雪洗眼，能退眼红。煎茶煮粥，可以解热止渴。涂抹治痱子亦有效。

雨水

【气味】咸、平、无毒。

【主治】立春节雨水：其性始于春之升发之气，故可以煮中气不足、清气不升之药。

古方妇人无子，是日夫妻各饮一杯，同房有子，神效。取其资始发育万物之义也。

露水

【释名】在秋露重的时候，早晨去花草间收取。

【气味】甘、平、无毒。

【主治】主治：用以煎煮润肺杀虫的药剂，或把治疗疥癣、虫癞的散剂调成外敷药，可以增强疗效。

白花露：止消渴。

百花露：能令皮肤健好。

柏叶露、菖蒲露：每天早晨洗眼睛，能增强视力。

韭叶露：治白癜风。每天早晨涂患处。

流水

【释名】亦名劳水、甘烂水、扬泛水。取江水或河水二斗，置大盆中，用一个瓢舀水高扬倒下，如此重复多遍，直到水面泡沫成为沸珠满盆为止。

【气味】甘、平、无毒。

【主治】治目不得瞑（阻虚阳盛，睡不着，眼睛闭不住）。用劳水五升、高粱米一升、半夏五合，小火慢煮煮到只剩一升水时，去滓饮汁，每饮一小杯。一日三次。

治汗后奔豚（误服发汗药，引起小肚子胀痛，有气上冲，“如豕之奔突”，故名奔豚）

【附方】茯苓一两、炙甘草二钱半、桂枝三钱、大枣二枚，用劳水二升煮之，煮至一升，一次服完。一日服两次。

半天河水

【释名】亦称上池水。指取自竹篱头或空树穴的水而言。

【气味】甘、微寒、无毒。

【主治】鬼疰（疰，音住，意亦同住。鬼疰，是病人感到自己体内有“鬼”居住。现认为是肺结核之类的疾病），扫邪气、恶毒、蛊疾（“心志惑乱之疾”，精神失常，大便时常拉出鸡肝样的血块。现认为是“虫积”之症）等。

洗各种恶疮、疥痒，亦有效。

身上长白斑，可取树木孔中的水来洗，捣烂桂末和唾液敷上，有效。

地浆水

【释名】掘地达到黄土层，约三尺深，用新汲水灌入搅浊，等水沉清后取水用。这就是地浆，亦称“土浆”。

【气味】甘、寒、无毒。

【主治】解中毒烦闷，解一切鱼肉果菜药物诸菌毒。例如吃花椒、胡椒过多，吃没有煮熟的野芋，误吃砒霜等，都会中毒，饮地浆可解。

有些病人，在服人含有荆芥的药剂后，如吃黄鱼，也会中毒，用地浆做解药，有效。

得“干霍乱”症（欲吐吐不出，想不出，上膨下胀，闷苦万分）的人，饮地浆三至五杯，禁忌米汤，可以治好。

温汤水

【释名】亦名温泉、沸泉。种类甚多。有硫磺泉，比较常见；有泉砂泉，见于新安黄山；有矾石泉，见于西安骊山。

【气味】辛、热、微毒。

【主治】筋骨挛缩，肌皮顽痹，手足不遂，眉发脱落以及各种疥癣等症。

【附方】上列气味与主治，主要是就硫磺泉而言，其他温泉，大都无毒（含砒石的温泉除外），即可烹茶，洗浴亦好。

碧海水

【气味】咸、小温、有小毒。

【主治】煮浴，去风瘙疥癣。

饮一合，吐下宿食，治撑胀。

潦水

【释名】降注雨水谓之潦，又淫雨为潦。

【气味】甘、平、微寒、无毒。

【主治】成无己曰：仲景治伤寒瘀热在里，身发黄，麻黄连轺赤小豆汤，煎用潦水者，取其味薄则不助湿气。

【考释】李时珍在该药释名项下曰："降注雨水谓之潦，又淫雨为潦。"考潦水一词，《辞源》释其有积水之义。降注雨水和淫雨是指大而多的雨水。由此可见，潦水就是在大而多的雨水中所取的积水。

关于潦水的出处，李时珍在该药发明项下转引金代医家成无己曰："仲景治伤寒瘀热在里，身发黄，麻黄连轺赤小豆汤，煎用潦水者，取其味薄则不助湿气。"考此一段，是引自成无己的《注解伤寒论》卷五。可见潦水一药，在前人著述中已有药用记载，并非首出于《本草纲目》。

车辙中水

【释名】辙，乃车行迹也。

【气味】甘、平、寒、无毒。

【主治】主治疬疡风，五月五日取洗之，甚良。

【考释】李时珍在该药释名项下曰："辙，乃车行迹也。"又曰："主治疬疡风，五月五日取洗之，甚良。"

车辙，是指车轮压出的痕迹。由此可见，车辙中水就是车轮在泥土地上压出凹陷痕迹中的积水，治病宜在农历五月五日取之用。

齑水

【释名】此乃作黄齑菜水也。

【气味】酸，咸，无毒。

【主治】性滑，上可至颠，下可至泉，宜煎四末之药。

【考释】李时珍在该药集解项下曰："此乃作黄齑菜水也。"考齑字，《辞源》释义为切碎后用盐腌制的咸菜。

《本草纲目》菜部芥一药的集解项下转引苏颂曰："紫芥，茎叶纯紫可爱，作齑最美。"

由此可见，齑水就是用盐腌制咸菜中产生的黄色卤水。

李时珍言其"酸，咸，无毒"，有"吐诸痰饮宿食"的功效。

盐胆水

【释名】亦名卤水。煮盐初熟时，槽中沥下来的一种黑色浓汁。

味苦，不能吃，可用它做豆腐。

【气味】咸、苦、有大毒。

【主治】各种虫蚀病，颈瘘（颈部淋巴结核），疥癣，痰厥等。

【附方】盐胆水有大毒。治痰厥，用盐胆水灌进，随痰吐出，所以不中毒。

其他病，盐胆水可不入口。

即便是外擦，凡疮有鲜血者，亦不宜用盐胆水，以免它进入血管，使人中毒。

第二节　酸味药食

菜　类

韭菜

【释名】草钟乳、起阳草。

【气味】辛、微酸、温、涩、无毒。

【主治】胸痹极痛（痛如锥刺，不能俯仰，自汗）：用生韭或根五斤，洗净捣汁服。

阴阳易病（男子因房事不慎，引起阴部肿大，小腹绞痛，头重眼花）：用鼠尿十四粒、韭根一大把，同煮开，去渣，再煮开二次，温服，得汗即愈，无汗可再服一剂。

伤寒劳复（按：指伤寒病后，身体未复原而性交，引起旧病复发）：治方同上。

喘息欲绝：取韭汁一升饮下。

盗汗：用韭根四十九根，加水二升煮成一升，一次服下。

消渴：有韭苗或炒，或做汤，日食三、五两，可加酱，但不可加盐，吃至十斤即见效。过了清明节，不宜此方。

痢疾：多吃韭菜，做汤，煮粥，炒吃都行。

赤白带下：用韭根捣汁，加童便露一夜，空腹温服。

疮癣：用大韭根炒存性，捣为末，调猪油涂搽。

刀伤出血：用韭汁拌风化石灰，晒干，研为末，敷疮上。

漆疮作痒：用韭叶捣烂敷上。

耳出汁：用韭汁滴耳中，一天三次。

食物中毒：用生韭汁数升可解。

韭菜子

【气味】辛、甘、温、无毒。

【主治】梦遗溺白：每日生吞韭子一二十粒，盐汤送下。

又方：用韭子二两，微炒为末，饭前服一匙，温酒送下。

遗尿床上：用韭子一升、稻米二斗，水一斗七升煮粥，取汁六升，分三次服。

强中症（阴茎强硬不痿，精流不止，时时如针刺，捏之则痛，名为强中症）：用韭子、破故纸各一两，共研为末，每取三钱加小一碗煎服，一日服三次即愈。

腰脚无力：用韭子一升，拣净，蒸后晒干，簸去黑皮，炒黄捣为末。

另以安息香二两，加水煮开多次，在慢火上炒成赤色，两味和捣为丸，如梧子大，如药太干，可稍加蜜。每日空腹服三十丸，酒送下，以饭三、五匙压住，效果很好。

妇女白带：用韭子七升，加醋煮开多次，焙干研为末，和炼蜜做成丸子，如梧子大，每服三十丸空腹服，温酒送下。此方亦治男子肾虚梦遗。

马齿苋

【释名】马苋、五行草、五方草、长命菜、九头狮子草。

【气味】酸、寒、无毒。

【主治】脚气浮肿，心腹胀满，小便涩少：用马齿苋和少量粳米、酱汁煮食。

产后虚汗：用马齿苋研汁三合服；如无新鲜者，以干者煮汁亦可。

产后血痢，小便不通，脐腹疼痛：用生马齿苋菜捣汁三合煎开，加蜜一合调服。

肛门肿痛：用马齿苋叶、三叶酸草等分，煎汤熏洗，一天二次，有效。

赤白泻痢：用马齿苋捣汁三合，倒入温热的鸡蛋清中（一两枚），乘温一次服下，一般服两次见效。

腹中白虫：用马齿苋煮水一碗，和盐醋空腹吃下，不久有白虫排出。

牙齿肿痛：用马齿苋一把，嚼汁浸患处，肿即消退。

耳内外恶疮：用黄柏半两、干马齿苋一两，共研为末敷涂。

小儿脐疮：用马齿苋烧过，研末敷涂。

疔疮肿毒：有马齿苋二分、石灰三分，共研为末，加鸡蛋清调匀敷涂。

积年恶疮：用马齿苋捣烂封住，或取汁煎浓敷涂。

【附方】马齿苋所主诸病，皆只取其散血消肿之功，但现在本品已成为治菌痢的要药。近年来，又用以治百日咳、肺结核及化脓性疾病。此外本品还有利尿的作用。

灵芝

【释名】囚。

青芝：一名龙芝

【气味】酸、平、无毒。

【主治】明目，补肝，安神，增强记忆力。

赤芝：一名丹芝

【气味】苦、平、无毒。

【主治】解胸胃郁结，补中益气，使人神志清明。

黄芝：一名金芝

【气味】甘、平、无毒。

【主治】益脾胃，安神。

白芝：一名玉芝、素芝

【气味】辛、平、无毒。

【主治】止咳益肺，安神，亦增强体力。

黑芝：一名玄芝

【气味】咸、平、无毒。

【主治】利水道，益肾气。

紫芝：一名木芝

【气味】甘、温、无毒。

【主治】益精气，坚筋骨，利关节，疗虚劳。

【附方】芝即现今能买到的灵芝。近年临床实践证明灵芝糖浆治老年慢性支气管炎、支气管哮喘等有显著疗效。

果　类

李

【气味】果实：苦、酸、微温、无毒。

【主治】肝病人宜食。

核仁

【气味】苦、平、无毒。

【主治】利小肠，下水气，消浮肿。

根白皮（树皮刮去外层皱皮后炙黄入药）：

【气味】大寒、无毒。

【主治】煮汁服，止消渴，治赤白痢及赤白带。

煎水含漱，治齿痛。

梅

【气味】（生梅、青梅）酸、平、无毒。

乌梅，即青梅熏黑者：酸、温、平、涩、无毒。

白梅、盐梅、霜梅，即青梅用盐汁渍者，久则上霜：酸、咸、平、无毒。

【主治】痈疽疮肿：用盐梅烧存性，研为末，加轻粉少许，以香油涂搽患处四围。

喉痹乳蛾：用青梅二十枚、盐十二两，淹五天；另用明矾三两，桔梗、白芷、防风各二两，皂荚三十个，共研为末，拌梅汁和梅，收存瓶中，每取一枚，噙咽津液。凡中风普厥，牙关不开，用此方擦牙，很有效。

泻痢口渴：用乌梅煎汤代茶喝。

赤痢腹痛：用陈白梅同茶、蜜水各半煎服。

大便下血及久痢不止：用乌梅三两烧存性，研为末，加醋煮米糊和成丸子，如梧子大。每服二十丸，空腹服，米汤送下。

小便尿血：用乌梅烧存性，研为末，加醋糊做成丸子，如梧子大，每服四十丸，酒送下。

血崩：用乌梅内七枚，烧存性，研末，米汤送服，一天服二次。

大便不通：用乌梅十颗，泡热水中去核，做成枣子大的丸子，塞肛门内，不久就可通便。

霍乱吐泻：用盐梅煎汤，细细饮服。

蛔虫上行，出于口鼻：用乌梅煎汤频饮，并含口中即安。

主咳：用乌梅肉微炒，罂粟壳去筋膜、蜜炒，等分为末，每服二钱，睡时蜜汤调下。

伤寒：用乌梅十四枚，盐五合，加水一升煎取半升，一次服下取吐，吐后须避风。

榔梅

【气味】（实）甘、酸、平、无毒。

【主治】生津止渴，清神下气，消酒。

木瓜

【释名】茂

【气味】酸、温、无毒。

【主治】项强筋急，不可转侧：用木瓜二个，取盖去瓤，填入没药二两、乳香二钱半，盖严捆好蒸烂，捣成膏，每用三钱，以生地黄汁半碗、酒二碗暖化温服。

脚筋挛痛：用木瓜数枚，加酒水各半煮烂，捣成膏乘热贴痛处，外用棉花包好。一天换药三、五次。

霍乱转筋：用木瓜一两、酒一升，煮服；不饮酒者煮汤服。

另外还可用木瓜煎热，敷足部。

肝肾脾三经气虚（表现为肿满、顽痹、憎寒壮热、呕吐、自汗霍乱吐泻）：用大木瓜四个，切盖挖空待用。

一个填入黄芪、续断末各半两；一个填入苍术、橘皮末各半两；一个填入乌药、黄松节末各半两（黄松节即茯神中心木）；一个填入威灵仙、苦葶苈末各半两。

各瓜以原盖盖好，浸酒中，然后取出甑蒸，晒干。三浸、三蒸、三晒，最终捣为末，以榆皮末加水，糊做成丸子，如梧子大，每服五十丸，温酒或盐汤送下。

肾虚胀痛：用木瓜三十枚，去皮核挖空，以甘菊花末、青盐末各一斤填满蒸熟，捣成膏，再加入新艾茸二斤，和成丸子，如梧子大，每服三十丸，米汤送下。一天服二次。

山楂

【释名】赤瓜子、鼠楂、猴楂、茅楂、羊还球、棠球子、山里红。

【气味】酸、冷、无毒。

【主治】食肉不消化：用山楂肉四两，水煮食，并饮其汁。

偏坠疝气：用山楂肉、茴香（炒）各一两，共研为末，加糊做成丸子，如梧子大，每服一百丸，空腹服，白开水送下。

老人腰痛及腿痛：用山楂、鹿茸（炙），等分为末，加蜜做成丸子，如梧子大，每服百丸，一天服二次。

肠风下血：用山楂（已干）研为末，艾汤调下，甚效。

痘疹不快：用干山楂研为末，开水送服，疹即出。

又方：用山楂五个，酒煎，加水温服。

沙果

【释名】来禽、文林郎果、蜜果、林檎。

【气味】酸、甘、温、无毒。

【功效】止渴，止泻，涩精。

【宜食】适宜慢性泻痢及遗精者食用；适宜夏季烦热，口中干渴时服食。

【主治】水痢不止：用沙果半熟者十枚，加水二升，煎成一升，连沙果一起吃下。

小儿下痢：用沙果、枸子同捣汁，任意饮服。

小儿闪癖（头发竖立，发黄，全身瘦弱）：用干沙果脯研为末和醋涂患处。

【附方】沙果即现在通称的山里红。

《医林纂要》："止渴，除烦，解暑，去瘀。"

《本草图经》："林檎，须熟烂乃堪啖，病消渴者宜食之，亦不可多，反令人心中生冷痰。"

【忌食】糖尿病消渴者忌食；血栓闭塞性脉管炎、痛风、痈疖疔疮之人亦当忌食。

《千金·食治》："不可多食，令人百脉弱。"

《开宝本草》："不可多食，发热涩气，令人好睡，发冷痰，生疮疖，脉闭不行。"

《本经逢原》："林檎，虽不伤脾，多食令人发热，病人每好食此，多致复发，或生痰涎而为咳逆，塞闭气道使然。"

《随息居饮食谱》："多食涩脉滞气，发热生痰。"

橙

【释名】金毬、鹄壳。

【气味】酸、寒、无毒。

【主治】洗去酸汁，切细，用盐，蜜调，煎好收存，止恶心，去胃中浮风恶气。

柚

【释名】条、壶柑、自橙、朱栾。

【气味】酸、寒、无毒。

【主治】消食，解酒毒，去肠胃中恶气。

杨梅

【释名】求。

【气味】（实）酸、甘、温、无毒。

【主治】下痢不止：用杨梅烧过，研为末，每服二钱，米汤送下。一天服二次。

头痛不止：用杨梅为末，以少许入鼻取嚏，有效。

一切损伤止血生肌：用盐藏杨梅和核捣如泥，做成小块收存。凡遇破伤，每以小块研末敷涂，甚效。

恶疮疥癣：用杨梅树皮及根煎汤洗。

牙痛：用杨梅树皮及根煎水含漱。

橄榄

【释名】青果、忠果、谏果。

【气味】酸、甘、温、无毒。

【主治】中河豚毒：取橄榄及木煮水服可解。

唇裂生疮：用橄榄炒研，调猪油涂搽。

牙齿脓血：用橄榄烧研，加麝香少许涂患处。

橄榄仁

【气味】甘、平、无毒。

【主治】唇吻燥痛：取榄仁研烂漫敷涂。

橄榄核

【气味】甘、涩、温、无毒。

【主治】肠风下血：用橄榄核灯上烧存性，研为末，每二钱，陈米汤调下。

阴囊肿：用橄榄核、荔枝核、山楂核等分，烧存性，研为末，每服二钱，空腹茴香汤调下。

耳足冻疮：用橄榄核烧研，调油敷涂。

盐麸子

【释名】五倍、盐肤子、盐梅子、木盐、天盐、叛奴盐、酸桶。

【气味】（子）酸、咸、微寒、无毒。

【功效】生津、降火、化痰、润肺、滋肾，消毒、止痢、收汗。

【主治】治风湿眼病。

盐麸子的树白皮，以水煎服能杀蛔虫。

其根白皮加醋煎浓汁含吞，能治骨鲠。有资料说，盐麸子的根能软鸡骨。

盐麸子的叶上有虫寄生，即结成五倍子，说见虫部。

猕猴桃

【释名】猕猴梨、藤梨、阳桃、木子。

【气味】（实）酸、甘、寒、无毒。

【主治】止渴，解烦热，下淋石，调中下气。

金橘

【释名】金柑，卢橘，夏橘，山橘，给客橙。

【气味】甘、酸、温、无毒。

【主治】下气快膈，止渴解酲。

辟臭，皮尤佳。

谷　　类

胡麻

俗称芝麻

【释名】巨胜、方茎、狗虱、油麻、芝麻。叶名青蘘，茎名麻秸。

【气味】甘、平、无毒。

【主治】腰脚疼痛：用新胡麻一升，炒香后捣烂，每日吞服适量，以姜汁、蜜汤、温酒送下均可。

手脚酸痛，微肿：用胡麻炒熟研末，取五升加酒一升，泡一夜后随意饮用。

偶感风寒：用胡麻炒焦，乘热捣烂泡酒饮用，饮后暖卧，以出微汗为好。

热淋：用胡麻子、蔓菁子各五合，炒黄装袋中，以水三升浸泡，每饭前取服一钱。

疔肿恶疮：用胡麻（烧灰）、朱砂等分为末，加醋调敷患处。

痔疮肿痛：用胡麻子煎汤洗。

坐板疮疥：用生胡麻嚼烂敷涂。

妇女乳少：用胡麻炒过，研细，加盐少许服下。

汤火伤：用生胡麻研如泥，涂搽伤处。

痈疮不合：用胡麻炒黑，捣烂敷涂。

漏胎难产（血干涩，胎儿不能下）：用麻油半两，蜜一两同煎，多开几次，温服，胎滑即下，他药无益。

眉毛不生：用胡麻花阴干研为末，泡麻油中，每日取擦眉部。

绿豆

【气味】甘、寒、无毒。

【主治】小儿丹肿：用绿豆五钱、大黄二钱，共研为末，加生薄荷汁和蜜调匀敷涂。

赤痢不止：用大麻子于水中浸泡三天滤汁，煮绿豆吃，极效。

消渴：用绿豆煮粥吃。

痘后痈毒：用绿豆、赤小豆、黑大豆各等分为末，醋调匀时时扫涂患处。此方名“三豆膏”。

水肿：用绿豆二合半、大附子一只（去皮脐，切作两片），加水三碗，煮熟，临卧时空腹食豆。次日将原附子两片又各切为二，另以绿豆二合半如前煮食。第三日照第一日，第四日照第二日食豆。水从大便下，肿自消。未消可多吃几次，忌食生冷、毒物、盐、酒。

绿豆粉

【气味】甘、凉、平、无毒。

【主治】霍乱吐利：用绿豆粉、白糖各二两，新汲水调服即愈。

解砒毒：用绿豆粉、寒水石等分，加板蓝根汁调服三至五钱。

暑天痱疮：用绿豆粉二两、滑石一两，调匀扑患处。药中亦可加蛤粉二两。

肿毒初起：用绿豆粉炒成黄黑色，加皂荚粉一两，醋调敷。皮破者，用油调。

豆皮

【气味】甘、寒、无毒。

【主治】解热毒，退目翳。

豆芽

【气味】甘、平、无毒。

【主治】解酒毒、热毒，利中焦。

醋

【释名】酢、苦酒。

【气味】（米醋）酸、苦、温、无毒。

【主治】霍乱吐泻：用盐醋煎服。

脚转筋：用旧棉泡醋中，蒸热裹痛处，棉冷即换，直至痛止。

腋下狐自：用三年酽醋，和石灰敷涂。

痈疽不溃：用醋调雀屎，取小豆大一块敷疮头上，疮即可穿。

牙齿疼痛：用米醋煮枸杞白皮一升，取半升含漱。

蜈蚣咬毒：用醋磨生铁敷搽。

蠼螋尿疮：用醋和胡粉敷搽。

汤火伤：用酸醋淋洗，并以醋泥涂伤处，有效，亦无瘢痕。

乳痈坚硬：用罐装醋，烧热石投入二次，即以热醋敷痈，醋冷则再次烧石热之。如此热敷数次即愈。

肉　　类

狗

【释名】犬、地羊。

【气味】咸、酸、温、无毒。

【主治】肉大补元气：用黄狗一个，取肉煮熟，捣烂如泥，连汁拌糯米三斗，加曲，如常法酿成酒，每日清晨空心饮适量。此酒名“戊戌酒”。

肺结核症（骨蒸潮热）：用黄童子狗一合，去皮毛肠肚，连同外肾于砂锅内用酒醋八分，水二升，地骨皮一斤，前胡、黄芪、肉苁蓉各四两，同煮一日，去药，再煮一夜，去骨，再煮肉如泥。滤入当归末四两，莲肉、苍术末各一斤，厚朴、橘皮末十两，甘草末八两。一起捣至极烂，做成丸子，如梧子大。每服五直至七十丸，空腹服，盐酒送下。此方名“戊戌丸”。

脾胃虚冷，腹满刺痛：用肥狗肉半斤以水和盐豉煮粥常吃。

浮肿尿涩：用肥狗肉五斤，热蒸，空腹吃。

狗胆

【气味】平、苦、有小毒。

【主治】眼睛涩痒：用狗胆汁点眼。

肝虚目暗：用白狗一具、萤火虫十四枚，阴干为末，点眼。

耳出脓：用狗胆一具、枯矾一钱调匀，棉裹塞耳内，三、四次后即愈。

反胃吐食：用五灵脂末、黄狗胆汁调成丸子，如龙眼大，每服一丸，好酒半碗化服，不过三服，即可见效。

痞块疳积：用五灵脂（炒至烟尽）、阿魏（去砂，研细）等分，以黄雄狗胆汁调成丸子，如黍米大，每空腹时以口津咽服三十丸。忌食羊肉、醋、面。

赤白痢：用冬季取得的狗胆一百枚，每枚以黑豆充满，加少许麝香。每服一枚，赤痢用甘草汤送下，白痢以干姜汤送下。

酪

【释名】牛，羊，水牛，马乳，并可作酪。水牛乳作者，浓厚味胜。

【气味】甘，酸，寒，无毒。

【主治】热毒，止渴，解散发利，除胸中虚热，身面上热疮，肌疮，止烦渴热闷，心膈热痛。润燥利肠，消肿，生精血，补虚损，壮颜色。

【附方】火丹隐疹；以酪和盐煮热，摩之即消。

雉

【释名】野鸡

【气味】（肉）酸、微寒、无毒。

【主治】脾虚下痢，日夜不止：用野鸡一只，治净，加橘皮、葱、椒等五味，做成馄饨，空腹吃下。

消渴饮水，小便频数：用野鸡一只，加五味子煮汤喝，肉亦可食。

心腹胀满：用野鸡一只、茴香（炒）、马芹子（炒）、川椒（炒）、陈皮、生姜吃下。吃鸡的这一天，早上服喜禾散，辰时服此方，得午时服导气枳壳丸。

第三节　苦味药食

菜　　类

薤

【释名】野蒜、小根蒜、火葱、菜芝、鸿荟。

【气味】（薤白）辛、苦、温、滑、无毒。

【主治】胸痹（胸痛彻心，喘咳气短，喉中燥痒，寸脉沉迟，关脉弦数）：用栝楼实一枚、薤白半斤，加白酒七升煮成二升，分二次服。此方名“栝楼薤白汤”。

又方：薤白四两，半夏一合，枳实半两，生姜一两，栝楼实半枚，切细加醋煎服。

奔豚气痛：用薤白捣汁饮服。

赤白痢：用薤白一把，同米煮粥吃。

产后痢：用薤白与羊肾同炒吃更好。

胎动：用薤白一升、当归四两，加水五升煮取二升，分二次服。

疖疮痛痒：煮薤叶，捣烂后涂患处。

咽喉肿痛：用薤根加醋，捣烂敷肿处。

芜菁

【释名】蔓菁、九英菘、诸葛菜。

【气味】（根、叶）苦、温、无毒。

【主治】肿毒：用生蔓菁一把，加盐少许，一起捣烂敷患处，一天换三次。

又方：用未沾水的蔓菁叶烧成灰，调猪油敷涂。

乳痈寒热：取蔓菁根、叶去土，不用水洗，和盐捣烂涂患处，药热即换。冬月只需用根即可。病人应避风。

阴肿如斗：用生蔓菁根捣烂敷涂。

急性黄疸，腹结不通：用芜菁捣为末，水绞汁服，服后打嚏，鼻中出黄水及泻下则愈。

芜菁子

【气味】苦、辛、平、无毒。

【主治】明目益气：用芜菁子一升，水九升，煮汁尽晒干，如此反复三次，研为末，每服一匙，水送下，一天服三次。亦可用末煮粥吃。

补肝明目：用芜菁子（淘过）一斤、黄精二斤和匀，九蒸九晒研为末，每服二钱，空腹服，米汤送下，一天服二次。

又方：芜菁子二升、决明子一升和匀，以酒五升煮干，晒为末，每服二钱，温水调下，一天服二次。

黄疸如金，眼睛发黄，小便赤：用生芜菁子研为末，熟水冲服一匙，一天服三次。

以芜菁子榨油，每服一杯更好。

二便不通，胀闷欲死：用蔓菁子油一合，空腹服下即通，有汗出，勿惊怪。

妊娠尿涩：用芜菁子末，水冲服一匙，一天服二次。

背疽不愈，愈而复发：用芜菁子捣烂敷涂，一天换一次。

眉毛脱落：用芜菁子四两，炒过，研为末，调醋敷涂。

苜蓿

【释名】木粟、光风草。

【气味】苦、平、涩、无毒。

【主治】脾胃间邪热及小肠各种热毒：用根捣汁煎饮。

可治沙石淋痛。

苦菜

【释名】名荼、苦苣、苦荬、游冬、褊巨、老鹳菜、天香菜。

【气味】（菜）苦、寒、无毒。

【主治】血淋、尿血：用苦菜一把，加酒、水各半煎服。

喉痹：用苦菜捣汁半碗，加开水泡灯芯草取汁半碗，调匀服。

对口恶疮：用苦菜捣汁一碗，加姜汁一匙，酒送服。同时以药渣敷疮一、二次，即愈。

赤白痢：用苦菜根煮服。

莴苣菜

【释名】莴菜、千金菜

【气味】(菜) 苦、冷、微毒。

【主治】乳汁不有：用莴苣菜煎酒服。

又方：莴苣子一合，生甘草三钱，糯米、粳米各半合，煮粥频食。

小便不通：用莴苣菜捣烂，或用莴苣子捣成饼，贴脐中即通。

百虫入耳：用莴苣捣汁滴入，虫自出。

腰部闪伤：用白莴苣子（炒）三两、白粟米（炒）一撮、乳香、没药、乌梅肉各半两，共研为末，加炼蜜做成丸子，如弹子大。每嚼一丸，热酒送下。

阴囊肿：用莴苣子一合，捣成末，加水一碗煮开五次。

翻白草

【释名】鸡腿根、天藕。

【气味】(根) 甘、微苦、平、无毒。

【主治】崩中下血：用鸡腿根一两，捣碎，加酒二碗煎成一碗服。

吐血：用翻白草五、七根，切细，加水二杯煎成一杯，空腹服。

疟疾寒热：用翻白草根五、七个，煎酒服。

无名肿毒：治方同上。

疔疮初起（不拘已成未成）：用翻白草十根，酒煎服，出汗即愈。

浑身疥癞：夏季采翻白草，每服一把煎水洗浴。

鹿藿

【释名】鹿豆、劳豆、野绿豆。

【气味】苦、平、无毒。

【主治】肠痈、瘰疬。

苦瓠

【释名】苦瓠、匏瓜。注：类似于葫芦的一种长条瓜。

【气味】（瓤、子）苦、寒、有毒。

【主治】黄疸肿满：有苦瓠瓤如在枣大小，泡童便中一时，取出两小团塞鼻孔中，深吸气。有黄水排出，几次后即愈。

又方：用瓠瓤熬黄为末，每服半钱，一天服一次，十天病愈。

水肿，头面肿大：用苦瓠白瓤，分捻如豆粒，以面裹住煮开，空腹服七枚，当有水排出，人转瘦好愈。二年内忌咸物。

又方：用苦瓠瓤一两，微炒，研末，每天服一钱，稀饭送下。

通身水肿：用苦瓠末（炒）二两、苦劳五分，捣烂合成丸子，发啵豆大。每服五丸，一天服三次，有水排出为止。

又方：用苦瓠末五分、大枣七枚，合捣成丸，先服三丸，隔一小时左右，再服三丸，有水排出后更服一丸。

小便不通：有革瓠子三十枚（炒）、蝼蛄三个（焙），共研为末。每服一钱，冷水送下。

风痰头痛：取苦瓠膜汁，以苇管灌入鼻中，有气上冲脑门，不久恶涎流下，病即愈。如在治疗过程中出现头晕现象，不用疑忌。有干苦瓠膜浸汁，或用苦瓠子研末，吹入鼻中亦有效。

牙痛：用苦瓠子半升，加水五升煎成三升，含漱。与茎叶煎汁含漱亦可。

恶疮癣癞：用苦瓠一枚煮汁涂搽。

痔疮肿痛：用苦瓠、苦菜煎汤，先薰后洗。洗后以熊胆、密陀僧、胆矾、片脑合研为末，敷患处。

耳出脓：有干瓠子一分、黄连半钱，共研为末。先耳揩净，海外侨胞末少许入耳。一天二次

一切瘘疮：用霜后收采和晒干的苦瓠花研为末，敷患处。

苦瓜

【释名】锦荔枝、癞葡萄。

【气味】（瓜）苦、寒、无毒。

【主治】（瓜）除邪热，解劳乏，清心明目。

苦瓜子

【气味】苦、甘、无毒。

【主治】益气壮阳。

果　　类

杏

【释名】甜梅。

【气味】（核仁）甘、苦、温，有小毒。

【主治】咳嗽寒热：用杏仁半两，去皮尖，在童便中浸七日，取出，温水淘洗，研如泥，加童便三升煎如膏，每服一钱，熟水送下。

上气喘急：有杏仁、桃仁各半两，去皮尖炒研，加水调生面和成丸子，如梧子大，每服十丸，姜蜜汤送下，以微泻为度。

喘促浮肿，小便淋沥：用杏仁一两，去皮尖炒，磨细和米煮粥，空心吃二合。

头面风肿：用杏仁捣成膏，调鸡蛋黄涂布上包头面，药干又涂，七、八次可愈。

偏风不遂，失音不语：嚼食生杏仁七枚，逐日增加至四十九枚，周而复始。食后饮竹沥，直到病愈。

喉痹痰嗽：用杏仁去皮炒黄，取三分，加桂末一分研泥，口含咽汁。

喉热生疮：治方同上。

肺病咯血：用杏仁四十个，以黄蜡炒黄，研青黛一钱加入捣烂，包在切开的柿饼中，外裹湿纸，煨熟吃下。

血崩：用甜杏仁上的黄皮烧存性，研为末。每服三钱，空腹服热酒送下。

痔疮下血：用杏仁（去皮类及双仁者）加水三升研磨，滤汁，煎至五成同米煮粥吃。

耳出脓汁：用杏仁炒黑，捣成膏，裹棉中塞耳内。一天换药三、四次。

鼻中生疮：用杏仁研为末，调乳汁敷涂。

虫牙：有杏仁烧存性，研烂纳虫孔中，能杀虫去风，其痛便止。重者两次可见效。

目中翳遮（但瞳子未破）：用杏仁三升去皮，面裹作三包，火灰中煨熟，去面研烂，压去油，每取一钱，加铜绿一钱，研匀点眼。

目生弩肉，或痒或痛，渐掩瞳仁：用杏仁（去皮）二钱半、腻粉半钱，研匀，以棉裹箸头蘸药点弩肉上。

又方：用生杏仁七枚，去皮细嚼，吐于掌中，乘热以棉裹箸头蘸药点弩肉上，不过四五次可见效。

又方：用杏仁研膏，人乳化开，一天点三次。

小儿脐烂成风：用杏仁去皮研烂敷涂。

停食不化，气满膨胀：用红杏仁三百粒、巴豆二十粒，同炒色变，去豆不用，研杏为末，橘皮汤调下。

白癜风：用杏仁连皮尖，每晨嚼几粒擦患处令发赤，临卧时再如法擦一次，

诸疮肿痛：用杏仁去皮，研烂，滤取膏，加轻粉、麻油调搽，极效。

石榴

【释名】若榴、丹若、金罂。

甘石榴

【气味】苦、酸、温、涩、无毒。

【主治】咽喉燥渴，杀虫。

酸石榴

【气味】酸温、涩、无毒。

【主治】肠滑久痢：用石榴一个煅烟尽，出火毒一夜，研为末，以酸石榴一块煎汤送下，神效无比。此方名：“黑神散”。

久泻不止：治方同上。

小便不禁：用酸石榴烧存性，无石榴时可用枝烧灰代替，每服二钱，用柏白皮切、焙四钱，煎激发一碗，加入榴灰再煎至八成，空腹温服。晚上再服一次。

酸榴皮

【气味】酸、温、涩、无毒。

【主治】赤白痢下：用酸榴皮炙黄为末，加枣肉或粟米饭和丸如梧子大，每服三十丸，空腹服，米汤送下，一天服三次，如觉寒滑，可加附子、赤石脂各一倍。

久痢久泻：用陈酸榴皮焙、研为末，每服二钱，米汤送下，有特效。

疔肿恶毒：以针刺肿毒四围，疮上盖石榴皮，四围贴一圈面，艾灸患处，以痛为度。灸后在疔上撒榴末，包裹好，隔夜能将疔根拔出。

肚子肚生疮（黄水浸淫，痒痛溃烂）：用酸榴皮煎汤，冷定后，每日搽洗，直至病愈。

酸榴根

【气味】酸、温、涩、无毒。

【主治】蛔虫病：有酸榴根一把，洗锉，加水三升煎取半碗，五更时温服尽，当打下虫一大团，虫患自此根绝。可食粥补身体。

女子经闭：用酸榴根一把炙干。加水二大碗浓煎为一碗，空腹服。未通再服。

赤白下痢：治方同上。

橡实

【释名】橡斗、皂斗、栎、柞子、茅、栩。

橡实

【气味】苦、微温、无毒。

【主治】下痢：用橡实二两、楮叶（炙）一两，共研为末，每服一钱，饭前服，乌梅汤调下。

血痢：治方同上，加缩砂仁半两。

下痢脱肛：用橡斗了烧存性，研为末，调猪油敷涂。

石痈（痈如石，不作脓）：用橡子一枚，在青石上磨醋，取滇涂痈，药干即换，十多次后痈渐消。

橡斗壳

【气味】涩、温、无毒。

【主治】为散及煮汁服，止肠风，崩中带下、冷热泻痢。

橡木皮、根皮

【气味】苦、平、无毒。

【主治】止水痢，消瘰疬。煎水洗，治恶疮肿痛。

槲实

【释名】槲栎、朴樕、大叶栎、栎橿子。

槲仁

【气味】苦、涩、平、无毒。

【主治】蒸煮作粉，涩肠止痢，功同橡子。

槲叶

【气味】甘、苦、平、无毒。

【主治】突然吐血：用槲叶研为末，每服二钱，加水一碗煎至七成，连渣吞服。

肠风血痔：用槲叶捣汁一小碗，一次服下即止。

肠风血痔：用槲叶（微炙，研末）一钱，槐花（炒，研末）一钱，米汤调服，未效再服。

冷淋、阴茎痛：有槲叶研末，每服三钱，加水一碗，葱白七寸，煎至六成，去渣，饭前温服，一天服二次。

孩子淋疾：用槲叶三片，煎汤服一小酒杯，小便即下。

腋下狐臭：用槲叶三升切细，水煮浓汁洗腋下，洗后以苦瓠壳烧烟熏，再用辛夷、细辛、杜仲共研为末，醋泡一夜后敷涂。

槲木皮

【气味】苦、涩、无毒。

【主治】久痢：用槲白皮（姜汁炙五次）一两、干姜（炮）半两，共研为末，每服二钱，米汤送下。

久疮：用槲木皮一尺，阔六寸，切细以水一斗煮取五升，加白砂糖十匙，再煎成一升，分三次服，取吐渐愈。

槟榔

【释名】宾门、仁频、洗瘴丹。

【气味】苦、辛、温、涩、无毒。

【主治】痰涎为害：用槟榔为末，每服一钱，开水送下。

口吐酸水：用槟榔四两、橘皮一两，共研为末，每服一匙，空腹服，生蜜汤调下。

伤寒胸闷：用槟榔、枳实，等分为末，每服二钱，黄连煎汤送下。

心气痛：用槟榔、高良姜各一钱半，陈米百粒，水煎服。

腰痛：用槟榔为末，酒送服一钱。

脚气：用槟榔十二枚，研为末，分二次服，以姜汁温酒调下。

大小便秘：用槟榔为末，蜜汤调服二钱。或以童便、葱白同煎服亦可。

小便淋痛：用面煨槟榔、赤芍药各半两为末，每取三钱，以灯芯草水煎好，空腹服下，一天服二次。

肠寄生虫：用槟榔十多枚研为末，先以水二升半煮槟榔皮至一升，调末一匙，空腹服。经过一天，有虫排出，如未排尽，可再次服药。

又方：槟榔半两炮过，研为末，每服二钱，以葱、蜜煎汤调服。

口吻生疮：用槟榔烧过，研末，加轻粉敷搽。

耳出脓：用槟榔末吹耳内。

【附方】槟榔的主要功用是杀虫、消积、行水，与常山、草果等同用，可治疟疾。近年亦用本品治血吸虫病。

马槟榔

【释名】马金囊、马金南、紫槟榔。

【气味】（核仁）苦、甘、寒、无毒。

【主治】难产：临时细嚼马槟榔核仁数枚，用井华水送服，不久即可分娩。

断产（绝育）：常嚼马槟榔二枚，水送服，久之子宫变冷，自不受孕。

恶疮肿毒：用马槟榔一枚，冷水送服，另用一、二枚嚼敷患处。

茗

【释名】茶

【气味】苦、甘、微寒、无毒。

【主治】赤白痢：用好茶一斤炙过，捣为末，浓煎服一二碗，久患痢者，服此亦效。

又方：赤痢用蜜水煎茶服。

白痢用连皮的自然姜汁同水煎茶服。

一方：茶和醋煎，热服即止。

大便下血，里急后重：用细茶半斤碾末，加百药煎五个烧存性，每服二钱，米汤送下。一天服两次。

产后便秘：用葱涎调茶末服自通，不可服大黄。

腰痛难转：煎茶五合，加醋二合，一次服下。

阴囊生疮：先用甘草汤洗患处，然后用茶末敷贴。

脚丫湿烂：把茶叶嚼烂敷上。

蠼螋尿疮：用生油调茶末敷涂。

痰喘咳嗽：有好茶末一两、白僵蚕一两，共研为末，泡开水一小碗饮服，临卧再加开水泡服一次。

莲藕

【释名】莲实、藕实、石莲子、水芝、泽芝。

莲实

【气味】甘、平、涩、无毒。

【主治】小便频数：用莲实半升，酒浸二宿，取出放入洗净的猪胃中，缝好煮熟，晒干，研为末，加醋糊做成丸子，如梧子大，每服五十丸，饭前服，温酒送下。

白浊遗精：用石莲子、龙骨、益知仁，等分为末，每服二钱，空腹服，米汤送下。

又方：用莲子、白茯苓，等分为末，开水调服。

久痢禁口：有石莲子（炒）研为末，每服二钱，陈米汤调下。加服香连丸更好。

脾泄肠滑：治方同上。

干呕不止：用莲子六枚，炒成赤黄色，研为末，熟水半碗冲服。

产后咳逆，呕吐，心忡目昏：用莲子一两半、白茯苓一两、丁香五钱，共研为末，每服二钱，米汤送下。

双目红痛：用莲子去皮，研为末，取一碗，加粳米半斤，常煮粥吃。

反胃吐食：用石莲子为末，加少量肉豆蔻粉，米汤调服。

藕

【气味】甘、平、无毒。

【主治】时气烦渴：用生藕汁一碗、生蜜一合，和匀细服。

吐泻：用生藕捣汁服。

上焦痰热：用藕汁、梨汁各半碗，和匀后服下。

小便热淋：用生藕汁、生地黄汁、葡萄汁，各等分，每服半碗，加蜜，温服。

跌作瘀血：用干藕根为末，每服一匙，酒送下，一天服二次，

脚冻发裂：把藕蒸熟后，捣烂涂患处。

藕节

【气味】涩、平、无毒。

【主治】鼻血不止：用藕节捣汁饮服。

突然吐血：用藕节、荷节、荷蒂各七个，以蜜少许捣烂，加水二杯煎至八成，去渣温服。

大便下血：用藕节晒干研成末，每服二钱，人参、白蜜煎汤调下，一天服二次。

遗精白浊：用藕节、莲花须、莲子、芡实、山药、白茯苓、白茯神各二两，共研为末；另用金樱子二斤捶碎，加水一斗熬于八成，去渣，再熬成膏，把膏药和药末调匀，再调一点面做成丸子，如梧子大，每服七十丸，米汤送下。此方名“金锁玉关丸”。

鼻渊：藕节、川芎焙过，研为末。每服二钱，米汤关下。

莲薏

莲薏即莲子中的青心：又名苦薏。

【气味】苦、寒、无毒。

【主治】劳心吐血：用莲薏七个、糯米二十一粒，共研为末，酒送服。

小便遗精：用莲薏一撮研为末，加辰砂一分。每服一钱，开水送下，

一天服二次。

莲蕊须

莲蕊须：又名佛座须。

【气味】甘、涩、温、无毒。

【主治】清心通肾，益血止血。亦治久近痔漏（三十年者亦可除根）：用莲蕊须、黑牵牛头末各一两半，当归五钱，共研为末，每服二钱，空腹服，酒送下。忌食热物，几天见效。

荷花

莲花：又名芙蓉、芙蕖、水华。

【主治】坠跌呕血：用干荷花为末，每次用酒冲服一匙，有特效。

天泡湿疮：用荷花贴上。

莲房

莲房：又名莲蓬壳。

【气味】苦、涩、温、无毒。

【主治】月经不止：用陈莲房烧存性，研为末。每服二钱，热酒送下。此方名“瑞莲散”。

血崩不止：用莲房、荆芥穗，各烧存性，等分为末。每服二钱，米汤送下。

漏胎下血：用莲房烧存性，研为末，加面糊成丸子，如梧子大，每服百丸，开水或酒送下。一天服二次。

小便血淋：用莲房烧存性研为末，加麝香少许。每服二钱半，米汤调下。一天服二次。

荷叶

荷叶：荷叶中的嫩者名“荷钱”，贴水者名藕荷，出水者名芰荷，叶蒂（按：即荷叶中央近梗处剪正气叶片）名“荷鼻”。

【气味】苦、平、无毒。

【主治】浮肿：用败荷叶烧存性研为末，每服二钱，米汤调下，一天服三次。

各种痈肿：用叶蒂不限量，煎汤淋洗患处，洗后擦干，再以飞过的寒水石调猪油涂搽。

跌打损伤，恶血攻心：用干荷叶五片烧存性，研为末。

产后恶血不尽或胎衣不下：用荷叶炒香为末，每服一匙，开水或童便调下。

妊娠胎动（已见黄水）：用干叶蒂炙研为末，淘糯米水一碗调服即安。

吐血不止：用嫩荷叶七个，捣汁服。

又方：用干荷叶、生蒲黄，等分为末，每服三钱，桑白皮煎汤调下。

又方：用经霜败荷叶烧存性，研为末，水送服二钱。

吐血、鼻血：用生荷叶、生艾叶、生柏叶、生地区性黄，等分捣烂，做成丸子，如鸡蛋大，每取一丸，加水三碗，煮成一碗，去渣服。此方名“四生丸”。

崩中下血：用荷叶（烧过，研细）半两，蒲黄、黄芩各一两，共研为末，每空腹服三钱，酒送下。

赤白痢：用荷叶烧过研细，每服二钱。红痢用蜜水，白痢用砂糖水送下。

脱肛不收：有贴水荷叶焙干研细，酒送服二钱，同时在荷叶上铺药末令病人坐治。

牙齿疼痛：用荷叶蒂七个，加浓醋一碗，煎成半碗，去渣熬成膏，时时擦牙有效。

漆疮发痒：用干荷叶煎汤洗之，良。

偏头风：用升麻、苍术各一两，荷叶一个，加水两碗，煎成一碗，饭后温服。或将荷叶一个烧为末，以升麻、苍术煎汁调服。

阴肿痛痒：用荷叶、浮萍、蛇床各等分，每日煎水洗。

刀斧伤疮：用荷叶烧为末涂搽。

慈姑

【释名】藉姑、水萍、河凫茈、白地栗。苗名剪刀草、箭搭草。

【气味】（根）苦、甘、微寒、无毒。

【主治】产后血闷、胞衣不下、石淋。

谷　　类

稻（糯米）

【释名】杜、糯：（本草所指的稻，去指糯而言）。

【气味】苦、温、无毒（一说味甘）。

【主治】霍乱烦渴：用糯米三合、水五升、蜜一合，研汁分服，或煮汁服。

消渴饮水：治方同上。

下痢禁口：把糯谷炒出白花，去壳，以姜汁拌湿，再炒为末，每服一匙，开水送下。三服即可止痢。

鼻血不止：用糯米微炒黄，研为末，每服二钱，新汲水调下，同时用末少许入鼻中。此方名“独圣散”。

自汗不止：用糯米、小麦麸同炒，研为末，每服三钱，米汤送下。或煮猪肉蘸末食。

白带：用糙糯米、花椒等分炒为末，加醋糊成丸子如梧子大，每服三四十丸，饭前服，醋汤送下。

胎动不安，下黄水：用糯米一合，黄芪、川芎各五钱，加水一升煎成八合，分次服。

腰痛虚寒：用糯米二升炒热装袋中，拴靠在腰痛处。另以八角茴香研酒内服。

淘糯米水

【气味】甘、凉、无毒。

【主治】益气，止烦渴，可用于霍乱，解毒。

糯稻花

【主治】阴干后供擦牙、乌须的配方使用。

稻秆

【主治】消渴饮水：取稻秆中心烧灰，每以开水泡灰一合，澄清后饮下。

喉痹肿痛：用稻草烧取墨烟，醋调吹鼻中或灌入喉中，吐出痰涎即愈。

下血成痔：用稻秆烧灰淋汁，热水浸洗三五度，可愈。

汤火伤：用稻秆灰冷水中淘七遍，带湿摊伤处，药干即换。

湿疮：则将稻秆灰淘出焙干，加麻油调涂，三、五次可愈。

赤小豆

【释名】赤豆、红豆，叶名藿。

【气味】甘、酸、平、无毒。

【主治】水气肿胀：和赤小豆五合、大蒜一颗、生姜五钱、商陆根一条，一起碎破，同水煮烂，去药，空腹食豆，慢慢饮汁令尽，肿立消。

又方：用赤小豆一斗煮极烂，取汁五升，乘热浸泡脚和膝。

若肿已到腹部，只需吃小豆即可。

痢疾：用小豆一合、熔蜡三两，一次服下，有效。

肠痔下血：用小豆三升、苦酒五升，煮熟晒干，再浸至酒尽乃止，然后研豆为末，每服一钱，酒送下，一天服三次。

牙齿疼痛：用赤小豆擦牙吐涎及吹鼻中。

一方：加阿青少许。

一方：加花咸少许。

乳汁不通：用赤小豆煮汁饮之。

前疽初作：用赤小豆末调水敷涂。

肋颊热肿：用赤小豆和蜜敷涂，一夜即消。或加芙蓉叶末更好。

丹毒如火：用赤小豆末调鸡蛋白，随时敷涂。

小便频数：用小豆叶一斤，在豉汁中煮成汤吃下。

小儿遗尿：用小豆叶捣汁服下。

大豆豉

【释名】（淡豉）

【气味】苦、寒、无毒。（蒲州豉）咸、寒、无毒。

【主治】伤寒发汗（冰痛、身热、脉洪）：用葱白一小把、豉一升，棉裹住，加水三升煮成一升，一次服下。如不出汗，再服一次，并加葛根三两。又不出汗仍须再服，并加麻黄三两。

又方：用葱汤煮米粥，加盐豉吃下，取汗。

又方：用豉一升、加童便三升，煮成一升，分次服，取汗。

伤寒不止不解，胸中闷恶：用豉一升、盐一合，加水四升，煮成一升半，分次服，取吐。

血痢不止：用豉、大蒜等分，捣成丸子，如梧子大，每服三十丸盐汤送下。

疟疾寒热：煮豉汤饮服，大吐即愈。

盗汗不止：用豉一升微炒香，放清酒三升中泡三天，取汁服（冷热均可），如无效，可多服几剂。

痰喘（雨天便发，坐卧不安，饮食不进）：用淡豆豉一两蒸过，捣极烂，加砒霜末一钱，枯白矾三钱，做成丸子如绿豆大，每服七丸，病甚者九丸，小儿五丸，冷茶或冷水送下。

膝挛骨痛：用豉三、五升，九蒸九晒，泡酒中，每空心饮适量。

喉痹不语：煮豉汁服，盖被发汗。同时把肉桂末放在舌下含咽。

口舌生疮，胸膈疼痛：用焦豉末含一夜即愈。

胎动：可服用豉汁。

小儿丹毒：用豉炒至烟尽，研为末，油调敷涂。

背痛：用香豉三升，加少量水捣成泥，照肿处大小作饼，厚约三分，留孔铺疮上，以艾火烘灸。勿令肉破，一天二次。

蠼螋尿疮：用豉捣烂敷涂。

筋骨跌伤：用豉三升、水三升煎成浓汁饮服。

服药过量：饮豉汁。

脚肿：饮豉汁，以渣敷肿处。

谷芽

【气味】甘、温、无毒。

【主治】快脾开胃，下气和中，消食化积。

麦芽

【气味】咸、温、无毒。

【主治】快膈进食：用麦芽四两，神曲二两，白术、橘皮各一两共研为末，加蒸饼做成丸子，如梧子大，每服三、五十丸，人参汤送下。

谷劳病（四肢无力，想睡，饭后精神更差）：用大麦芽一升、椒一两一起炒过，加干姜三两共捣为末，每服一匙，白开水送下，一天服三次。

腹中虚冷，消化不良：有大麦芽五升、小麦面半斤、豉五合、杏仁二升，共炒至黄香，捣碎筛过，加糊做丸，如弹子大，每服一丸，开水送下。

产后便秘：不宜妄服药丸。宜用大麦芽炒黄为末，每服三钱，开水调下，或与粥交替饮服。

妊娠后欲去胎：用麦芽一升、蜜一升，合服。

又方：用大麦芽一升。加水三升煮至二升，分三次服，有特效。

回乳（妇女无子食乳，乳不消散，令人发热恶寒）：用大麦芽二两，炒为末，每服五钱，开水送下。

黎豆

【释名】狸豆、虎豆、狗爪豆、八升豆

【气味】甘微苦，温，有小毒。

【主治】治脾胃虚寒、胃脘痛、风寒咳嗽。

【附方】狸豆野生，山人亦有种之者，三月下种生蔓，其叶如豇豆叶，但文理偏斜。六、七月开花成簇，紫色，状如扁豆花，一枝结荚十余，长三、四寸，大如拇指，有白茸毛，老则黑而露筋，宛如干熊指爪之状，其子大如刀豆子，淡紫色，有斑点如狸纹，煮去黑汁，同猪鸡肉再煮食，味乃佳。

苦荞麦：苦荞麻出南方，春社前后种之。

【气味】甘苦，小毒：多食伤胃，发风动气，能发诸病，黄疾人尤当禁之。

【主治】做饭食。

明目枕：苦荞麦、黑豆皮、绿豆皮、决明子、菊花、同作枕，到老明目。

肉　　类

羊

【释名】古、羝、羯。

羊肉

【气味】苦、甘、大热、无毒。

【主治】寒劳虚弱，产后心腹痛：用肥羊肉一斤，加水一斗，煮成八升，放入当归五两、黄芪八两、生姜六两，再煮成二升，分四次服下。

一方减去黄芪。

一方增加芍药。

崩中垂死：用肥羊肉三斤，加水二斗，煮至一斗三升，再加生地黄一升，干姜、当归各三两，煮成三升，分四次服下。

壮阳益肾：用白羊肉半斤生切，加蒜薤吃下，三天吃一次。

骨蒸久冷：用羊肉一斤、山药一斤，各煮烂，研如泥，下米煮粥吃。

壮胃健脾：用羊肉三斤切小，加粱米二升同煮，下五味做粥吃。

身面浮肿：用商陆一升，水二斗，煮成一斗，去渣加入切细的羊肉一斤煮熟，下熟，下葱、豉、五味调和吃下。

损伤青肿：用新羊肉切片贴上。

妇女无乳：用羊肉六两、獐肉八两、鼠肉五两，同煮汤吃。

小儿嗜土：买市中羊肉一斤，令人以绳系，于地上拽至家，洗净，炒炙食。或煮汁亦可。

头上白秃：羊肉如作脯法，炙香，热拓上，不过数次瘥。

羊脂

【气味】甘、热、无毒。

【主治】下痢腹痛：用羊脂、阿胶、蜡各二两，黍为二成许，煮粥吃下。

汗出不止：用温酒频化牛羊脂服下。

虚劳口干：用羊脂如鸡蛋大一块、酒半升、枣七枚，一起泡七天后取食，立愈。

又方：用羊脂如鸡蛋大一块，放半斤醋中一宿，绞汁含口中。

产后虚弱：用羊脂二斤、生地黄汁一斗、姜汁五升，白蜜三升，合煎如饴，每服一杯，温酒送下。一天服三次。

发背疮起：用羊脂、猪脂切片，冷水泡过，贴患处，热则更换。

小儿口疮：用羊脂煎薏苡根涂搽。

羊血

【气味】咸、平、无毒。

【主治】鼻血不止：刺羊血热饮即愈。

产后血攻（或下血不止，心闷面青，身冷欲绝）：用新羊血一碗饮服，三、两次后见效。

大便下血：用羊血煮熟拌醋吃，最效。

胎死不出（或死胎不下）：刺羊血热饮一小碗，极效。

羊肾

【气味】甘、温、无毒。

【主治】下焦虚冷（脚膝无力，阳痿）：用羊肾一枚煮熟，和米粉六两，炼成乳粉，空腹吃下。

肾虚精竭：用羊肾一双切细，放豉汁中，加五味煮米粥吃。

五劳七伤，阳虚无力：用羊肾一对，去脂切小；肉苁蓉一两，酒浸一夜去皮，和做羹汤，加葱、盐五味吃下。

又方兼治腰脚疼痛：用羊肾三对、羊肉半斤、葱白一根、枸杞叶一斤，同五味煮成汁，下米煮粥吃。

肾虚腰痛：把羊肾去膜，阴干为末，酒送服二匙。一天服三次。

羊肝

【气味】苦、寒、无毒。

【主治】目赤热痛：用青羊肝一具，切小洗净，和五味吃。

翳膜羞明：用青羊肝一个具切小，和黄连四两做成丸子，如梧子大，饭后稍久，以清茶送下七十丸，一天服三次，忌铁器、猪肉、冷水。

目病失明：用青羊肝一斤去膜切片，在新瓦上炕干，同决明子半升、蓼子一合炒为末，每服一匙，白蜜浆送下，一天服三次，服至三剂，可以目明。

青盲内障：用白羊肝一具、黄连一两、熟地黄二两，同捣匀做成丸子，如梧子大，饭后稍久，茶送服七十丸。一天服三次。

牙疳肿痛：用羊肝一具，蘸赤石脂末，随意吃。

休息痢（一二年间时作时止，治疗不愈）：用生羊肝一具切丝，放陈醋中吞下。心闷即停服，不闷可再服一天，勿食他物。以姜、薤同羊肉一起吃亦可。

羊胆

【气味】苦、寒、无毒。

【主治】病后失明：用羊胆点眼。

大便秘塞：用羊胆汁灌入直肠即通。

烂弦同眼，流泪畏光：用羊胆一枚，内装蜂蜜蒸过，研为膏，每含少许并点眼，一日泪止，二日肿消，三日痛止。因羊吃百草，蜂采百花，故此方名“二百味草花膏”。

羊胃（羊肚）

【气味】甘、温、无毒。

【主治】久病虚弱，四肢烦热，不能饮食：用羊胃一具切小，白术一升，加水二斗，煮取九升，分九次服完，一天服三次，不过三剂可见效。

补中益气：用羊胃一具，装入羊肾四枚，地黄三两，干姜、昆布、地骨皮各二两、白术、桂心、人参、厚朴、海藻各一两五钱，甘草、秦艽各六钱，均研为末，缝好蒸熟。再晒干研细，每服一匙，酒送下。

中风虚弱：用羊肚一具、粳米二合，和椒、姜、豉、葱作汤吃下。

胃虚消渴：用羊胃煮烂，空腹吃。

下虚尿床，用羊胃装水煮熟，空腹吃四五顿，可愈。

项下瘰疬：用羊胃烧灰，调香油敷涂。

羊角（用青羊角为最好）

【气味】咸、温、无毒。

【主治】气逆烦满：用羊角烧研，水送服一匙。

吐血喘咳：用羊角（炙焦）二枚、桂末二两，共研为末，每服一小匙，糯米汤送下，一天服三次。

水泄多时：用羊角一枚，以白矾末填满，烧存性为末。每服二钱，水送下。

跌打伤痛：用羊角灰以砂糖水拌，放瓦上焙焦研为末，每服二钱，热酒送下。同时以热酒高干要揉痛处。

小儿痫疾：羊角烧存性，以酒服少许。

赤秃发落：羊角、牛角烧灰等分，猪脂调敷。

赤瘭子，身面猝得赤，或瘭子肿起，不治杀人：羊角烧灰，鸡子清和涂，甚妙。

香港脚疼痛：羊角一副，烧过为末，热酒调涂，以帛裹之，取汗，永不发也。

脊骨

脊骨【气味】甘、热、无毒。

【主治】肾虚腰痛：用羊脊骨一具，捶碎，同蒜、薤煮食，并稍稍饮酒。

又方：用羊脊骨一具捶碎，加肉苁蓉一两、草果五枚，荜茇二钱，和水煮汁，下葱、酱作汤吃。

肾虚耳聋：用羊脊骨一具，炙过研细，磁石（煅，醋淬七次）、白术、黄芪、干姜（炮）、白茯苓各一两，桂三分，共研为末，每取五钱，水煎服

小便膏淋：用羊脊骨烧研，榆白皮煎汤送服二钱。

胫骨

【气味】甘、温、无毒。

【主治】湿热牙疼：用羊胫骨灰二钱，白芷、当归、牙皂、青盐各一钱，共研为末，擦患处。

筋骨挛痛：和羊胫骨泡酒饮服。

月经不断：用羊前左脚胫骨一条，纸裹泥封，火煅赤，加棕榈灰等分，每服一钱，温酒送下。

羊屎

【气味】苦、平、无毒。

【主治】燔之，主小儿泻痢，肠鸣惊痫。

烧灰淋汁沐头，不过十度，即生发长黑。和雁肪涂头亦良（颂曰：屎纳鲫鱼腹中，瓦缶固济，烧灰涂发，易生而黑）。

烧烟熏鼻，治中恶心腹刺痛，亦熏诸疮中毒、痔等。

疳痢欲死：新羊屎一升，水一升，渍一夜，绞汁顿服，日午乃食。极重者，不过三服瘥。

呕逆酸水：羊屎十枚，酒二合，煎一合，顿服。未定，更服之。

反胃呕食：羊粪五钱，童子小便一大盏，煎六分，去滓，分三服。

小儿流涎：白羊屎频纳口中。

心气疼痛不问远近：以山羊粪七枚，油头发一团，烧灰酒服。永断根。

妊娠热病：青羊屎研烂涂脐，以安胎气。

伤寒肢痛手足疼欲脱：取羊屎煮汁渍之，瘥乃止。或和猪膏涂之，亦佳。

时疾阴肿囊及茎皆热肿：以羊屎、黄柏煮汁洗之。

疔疮恶肿：青羊屎一升，水二升，渍少时，煮两沸，绞汁一升，顿服。

里外疮：羊屎烧存性，研末，入轻粉涂之。

痘风疮证：羊屎烧灰，清油调，敷之。

小儿头疮：羊粪煎汤洗净，仍以雄羊粪烧灰，同屋上悬煤炒为末，清油调涂。

头风白屑：乌羊粪煎汁洗之。

发毛黄赤：羊屎烧灰，和腊猪脂涂之，日三夜一，取黑乃止。

木刺入肉：干羊屎烧灰，猪脂和涂，不觉自出。

箭镞入肉：方同上。

反花恶疮：鲫鱼一个去肠，以羯羊屎填满，烧存性。先以米泔洗过，搽之。

瘰疬已破：羊屎（烧）五钱，杏仁（烧）五钱，研末，猪骨髓调搽。（湿浸淫：新羊屎绞汁涂之。干者烧烟熏之）。

雷头风病：羊屎焙研，酒服二钱。

慢脾惊风：活脾散：用羊屎二十一个（炮），丁香一百粒，胡椒五十粒，为末，每服半钱，用六年东日照处壁土煎汤调下。

牛黄

【释名】丑宝。

【气味】苦、平、有小毒。

【主治】初生胎热，或身体发黄：用牛黄中豆大一块，加蜜调成膏，乳汁化开，频频滴儿口中。

小儿热惊：用牛黄如杏仁大一块，加竹沥、姜汁各一合，调匀与儿服。

惊嚼舌：用牛黄如豆大一块，研细，和蜜水调匀灌服。

【附方】牛黄为黄牛或水牛的胆囊结石，所以李时珍说“牛之黄，牛之病也，故有黄之牛，多病而易死”牛黄的功能是清热解毒、豁痰定惊。

现在经用牛黄除天然的品种之外，还可用人工方法从牛胆汁或猪胆汁中提取有效成分合成牛黄，称为人造牛黄，功效颇好。

第四节 甘味药食

菜 类

葵菜，又名冬苋菜，是一种非常古老的蔬菜。唐代以后，大量新菜种引进和培植，葵菜逐渐衰落以至被淘汰。到了明代，它已退出日常餐席。

李时珍《本草纲目》说：“今人不复食之，亦无种者。”就把它列入草部，不再把它当作蔬菜对待了。

【别名】青香苋、红苋菜、野刺苋、米苋、人旱菜。

【性味归经】性凉，味微甘；入肺、大肠经。

【功效主治】清热利湿，凉血止血，止痢。主治赤白痢疾，二便不通，目赤咽痛，鼻衄等病症。

《本草图经》：“紫苋，主气痢；赤苋，主血痢。”

《本草纲目》：“六苋，并利大小肠。治初痢，滑胎。”

《滇南本草》："治大小便不通，化虫，去寒热，能通血脉，逐瘀血。"

《随息居饮食谱》："苋通九窍。其实主青育明目，而苋字从见。"

葵菜

【气味】甘、冷利、无毒。

【主治】产后下痢，蛇虫蜇伤，漆疮搔痒等。

葵菜实

【气味】甘、寒、无毒。

【主治】治翳、明目、利大小便。

根晒干，烧存性，研末治牙痛。

石耳

【释名】灵芝

【气味】甘、平、无毒。

【主治】泻血脱肛：有石耳五两（炒）、白枯矾一两、密陀僧半两，共研为末，加蒸饼做成丸子，如梧子在，每服二十丸，米汤送下。

明目益精：久服益色。

地耳

【释名】地踏菇。

【气味】甘、平、无毒。

【主治】明目益气，补肾。

菘

【释名】白菜：

按陆佃埤雅云：菘性凌冬晚凋，四时常见，有松之操，故名菘。今谓之白菜，其色表白也。

【气味】（茎、叶）甘、温、无毒。

【主治】通利肠胃，除胸中烦，解酒渴。消食下气，治瘴气，止热气嗽。冬汁尤传佳。和中，利大小便。

白菜子：做油

【气味】甘、平、无毒。

【主治】涂头长发。

涂刀剑不钝。

土菌

【释名】杜蕈、地蕈、菇子、地鸡、獐头。

【气味】甘、寒、有毒。

【主治】烧灰，敷疮疥。

水芹

【释名】芹菜、水英、楚葵。

【气味】（茎）甘、平、无毒。

【主治】小儿吐泻有芹菜切细，煮汁饮服。

小便淋痛：用水芹菜（有白根者）去叶，捣取汁，水冲服。

小便出血：有水芹捣汁，一天服六七合。

蘑菰蕈

【释名】肉蕈

【气味】甘、寒、无毒。

【主治】益肠胃，化痰理气。

菠菜

【释名】波菜、波斯草、赤根菜。

【气味】（菜、根）甘、冷、滑、无毒。

【主治】通血脉，开胸膈，下气调中，止渴润燥。

荠菜

【释名】护生草

【气味】甘、温、无毒。

【主治】利肝和中，明目益胃。

根叶烧灰，治赤白痢，极效。

香蕈

【气味】甘、平、无毒。

【主治】治风破血。

亦治小便失禁。

木耳

【释名】木软、木菌、树鸡、木蛾。

【气味】甘、平、有小毒。

【主治】眼流冷泪：用木耳一两（烧存性）、木贼一两，共研为末。每服二钱，以清淘米水煎服。

崩中漏下：用木耳半斤，炒见烟，研为末，每服二钱一分，加头发灰三分，好酒调服。

新久泄痢：用干木耳一两（炒）、鹿角胶二钱半（炒），研为末，每服三钱，温酒调下。一天服二次。

牙痛：用木耳、荆芥等分，煎汤频漱。

脱肛泻血：用桑耳一两、熟附子一两，研为末，炼蜜做成丸子，如梧子大，每服二十丸，米激发送下。

月经不断（肉色黄瘦，稍有劳累，病情好加剧）：用桑耳焙干、研细，每服二钱，饭前服，热酒送下。一天服二次。

赤白带下：用桑耳切碎，酒煎服。

瘰疬溃粒：用桑耳五钱、水红豆一两、百草霜三钱、青苔二钱、片脑一分，共研为末，以鸡蛋调匀敷涂。敷前以车前、艾叶、桑皮煎汤洗患处。

蛔虫寄生：用槐木耳烧存性，研为末，水服枣样大一块。若不止痛，饮热水一程式，蛔虫即可打下。

肺痈咳血：用柘耳一两，研为末，同百草霜二钱，加糊调成丸子，如梧子大。每服三十丸，米汤送下。

蒲公英

【释名】耨草、金簪草、黄花地丁。

【气味】（苗）甘、平、无毒。

【主治】乳痈红肿：用蒲公英一两，一起捣烂，加水两碗煎成一碗，饭前服。

疳疮疔毒：用蒲公英捣烂敷涂，同时又捣汁和酒煎服。

【附方】蒲公英的主要功能是清热解毒、消肿散结。过去多用以治疗乳痈及疮肿等，近年临床实践上还用本品配合其他药物治疗痰热、喉痛、小便热淋、目赤肿痛、湿热黄疸等病。

蕨菜

【气味】（萁、根）甘、寒、滑、无毒。

【主治】去暴热，利水道。

用根烧灰油调，可治蛇虫伤。

薇泥

【释名】垂水、野豌豆、大巢菜。

【气味】甘、寒、无毒。

【主治】利水道、下浮肿、润大肠。

睡菜

【释名】瞑菜、绰菜、醉草、懒妇。

【气味】甘、微苦、寒、无毒。

【主治】心膈邪热，不得眠。

藜

【释名】莱、红心灰蓼、鹤顶草、胭指菜。

【气味】（叶）甘、平、微毒。

【主治】叶捣烂涂诸虫伤，治白癜风。

茎烧灰，加水煎膏，点赘疣黑子，蚀恶肉。

龙须菜

【气味】甘、寒、无毒

【主治】瘿结热气，利小便。

薯蓣

【释名】薯，土薯、山薯、山芋、山药、玉延。

【气味】（根）甘、温、平、无毒。

【主治】心腹虚胀，手足厥逆，不思饮食：用薯蓣半生半炒为末，每服二钱，米汤关定。一天服二次。

噤口痢：治方同上。

小便数多：用薯蓣（矾水煮过）、白茯苓，等分为末，每服二钱，水送下。

痰风喘急：用生薯蓣（捣烂）半碗，加甘蔗汁半碗，和匀，北热一次饮服。

脾胃虚弱，不思饮食：用薯蓣、白术各一两，人参七钱半，共研为末，加水和糊做成丸子，如小豆大，每服四十至五十丸，米汤送下。

湿热虚泄：用薯蓣、苍术等分，加饭做成丸子米汤送服。

肿毒初起：用带泥的薯蓣、蓖麻子、糯米等分，水泡过，研细敷涂即散。

手足冻疮：有薯蓣一截，磨泥敷上。

甘薯

【释名】白薯、山药。

【气味】甘、平、无毒。

【主治】补虚乏、益气力、健脾胃、强肾阴。功同薯蓣。

鹿角菜

【释名】猴葵。

【气味】甘、大寒、滑、无毒。

【主治】下热风气，疗小儿骨蒸热劳。

百合

【释名】藩、强瞿、蒜脑薯。

【气味】（根）甘、平、无毒。

【主治】面合病（伤寒病之后坐卧不安，神志不清，胡言乱语）：如已发汗用百合七枚，水泡一夜，次日清晨以泉水二升煮取一升；另用知母三两，加水二升煮取一升。百合汁、知母汁合在一起煮成一升半，分次服。此方名“百合知母汤”。

如已吐过，则用百合七枚，水泡一夜，次日清晨以泉水二升煮取一升，加鸡蛋白一个，分两次服。此方名“百合鸡子汤”。

如已泻过，则用百合七枚，水泡一夜，次日清晨以泉水二升煮取一升；另用代赭石一两、滑石三两，加水二升煮取一升，同百合汁一起再煮成一升半，分两次服。此方名“百合代赭汤”。

如未经汗、吞、下，则用百合七枚，水泡一夜，次日清晨以泉水二升煮取一升；另以生地黄煮汁一升，令两汁合煮成一升半，分两次服。此方名“百合地黄汤”。

如病已变成消渴，则用百合一升在水一半中泡一夜，取汁温洗病人，洗毕，令病人吃白汤饼。

如病已变成热症，则用百合一两、滑石三两，共研为末，水冲一匙，微泻即见效。

如病已变成腹满作痛，则用百合炒为末，每服一匙，水送下，一天服二次。

肺脏热，烦闷咳嗽：用新百合四两，加蜜蒸软，时时含一片吞津。

肺病吐血：用新百合捣汁，水送服。煮百合吃亦可。

风疹流走：用盐泥二两、百合半两、黄丹二钱、醋一分、唾液四分，捣和敷贴。

疮肿不穿：用野百合同盐捣泥敷涂。

天泡疮：用生百合捣涂，一二日即安。或用百合花晒干为末，调菜油涂搽亦有效。

肠风下血：用百合子，酒炒微赤，研为末，开水冲服。

竹笋

【释名】竹萌、竹芽、竹胎、竹子。

【气味】甘、微寒、无毒。

【主治】治消渴，利膈下气，化热消痰爽胃。

茄

【释名】落苏、昆化瓜、草鳖甲。

【气味】（茄子）甘、微寒、无毒。

【主治】妇女月经血黄：用黄茄子切开，阴干为末，每服二钱，温酒调下。

肠风下血：用经霜茄连蒂烧灰存性，研为末，每天服二小匙，空腹服，温酒送下。

又方：取大茄子三枚，每用一枚包湿纸中煨熟，泡酒一升半，蜡封三天，去茄饮酒（暖饮）。

腰脚拘挛（腰脚风血积冷，筋急拘挛疼痛）：取茄子五十斤（按：这是古秤，所得重量约合今秤的十分之一），切细，以水五斗煮取浓汁，滤去渣，再煮至一升左右，即加入生栗粉，令稀稠适当，更配以麝香、朱砂末，做成丸子，如梧子大。每日服三十丸，秫米酒送下，一月后可望病愈。

跌打损伤：用大黄茄一个，切片如一指厚，在新瓦上焙、研为末，临卧时服两小匙，温酒调服，一夜伤消无痕。

热毒疮肿：用生茄子一枚，割去二分，去瓤二分，如罐子形，合在疮上即消。

癜风：用茄蒂蘸硫黄附子末掺之。白癜用白茄蒂，紫癜用紫茄蒂。

牙痛：用秋茄花（干品）烧存性，研末涂痛处。

血淋：用茄叶熏干为末，每服二钱，温酒或盐汤送下。隔年的茄叶更好。

久痢：用茄根烧灰存性、石榴皮等分为末，砂糖水送服。

取去痛牙：用茄茎浸马尿中三日，取出晒干，炒为末，点在痛牙上牙自脱落。

壶卢

【释名】瓠瓜、匏瓜、葫芦

【气味】（壶瓠）甘、平、滑、无毒。

【主治】除烦，治心热，利小肠，润心肺，疗心淋，消黄肿。

冬瓜

【释名】白瓜、水芝、地芝。

白冬瓜

【气味】甘、微寒、无毒。

【主治】1. 消渴不止：冬瓜一枚，削皮，埋湿地中一日，取出破开，饮其汁水。或将瓜烧熟，绞汁饮服亦可。

2. 浮肿喘满：用大冬瓜一枚，切盖去瓤，填入赤小豆，加盖封固晒干，埋糯糠中火煨，火尽后，取瓜切片，同豆焙干为末，加水糊做成丸子，如梧子大，每服七十丸，煎冬瓜子汤送下，一天服三次，以小便畅通为度

3. 痔疮肿痛：用冬瓜煎汤洗。

4. 热毒、痱子：用冬瓜切片摩涂。

瓜练（瓜瓤）

【气味】甘、平、无毒。

【主治】1. 消渴烦乱：用干冬瓜瓤一两煎水服。

2. 水肿，小便少：用冬瓜瓤煎水服。

白瓜子（冬瓜仁）

【气味】甘、平、无毒。

【主治】1. 补肝明目：用冬瓜仁七程式，包布袋内，投主沸汤中几次，取出晒干，再在清酒中泡两晚，晒干研为末，每天服一匙。

又方：取瓜子三、五升，去皮为丸，每日空腹服十丸。

2. 男子白浊：用陈冬瓜仁（炒）研为末。每服五钱，空腹服，米汤送下。

3. 女子白带：治方同上。

冬瓜皮

【主治】1. 跌打损伤：用干冬瓜皮一两、真牛皮胶一两，锉入锅内，炒存性，研为末，每服五钱，好酒热后送下。服药后厚盖静卧，有微汗，痛即减。

2. 腰闪痛：用冬瓜皮烧灰存性研末，酒送服一钱。

紫菜

【释名】紫软。

【气味】甘、寒、无毒。

【主治】烦热、病瘿瘤脚气者，煮汁饮之。

南瓜

【气味】甘、温、无毒。

【主治】补中益气。

胡瓜

【释名】黄瓜。

【气味】甘、寒、有小毒。

【主治】水病肚胀，四肢浮肿：用胡瓜一个破开，连子以醋煮至烂，空腹服，一次吃完。不久即可把水排出。

咽喉肿痛：用老黄瓜一个，去子，填满芒硝，阴干为末，每取少许吹喉内。

火眼赤痛：用老黄瓜一条，上开小孔去瓤，填满芒硝，悬挂阴凉处，等硝透出来后，刮下收存，点眼甚效。

丝瓜

【释名】天丝瓜、天罗、布瓜、蛮撤、鱼鲛。

【气味】（瓜）甘、平、无毒。

【主治】痘疮不快：用老丝瓜近蒂三寸，连皮烧存性，研为末，砂糖水送服。

痈疽不敛，疮口很深：用丝瓜捣汁频频涂搽。

风热肋肿：用丝瓜烧存性，研为末，水调涂搽。

坐板疮：用丝瓜皮焙干，研为末，烧酒调匀涂搽。

手足冻疮：用老丝瓜烧存性，调腊猪油涂搽。

痔漏脱肛：用丝瓜烧灰、多年石灰、雄黄各五钱，共研为末，以猪胆、鸡蛋清及香油调药敷贴，直至脱肠收上。

肠风下血：用霜后干丝瓜烧存性，研为末，空腹服二钱，酒送下。

血崩：用老丝瓜烧灰、棕榈烧灰等分，盐酒或盐汤送服。

乳汁不通：用丝瓜连子烧存性，研为末，酒送服一二钱，厚盖发汗即通。

小肠气痛，绕脐冲心：用老丝瓜连蒂烧存性，研为末。每服三钱，热酒调下。病重者服两三次即消。

卵肿偏坠：用老丝瓜烧存性，研为末，炼蜜调成膏，每晚以好酒冲服一匙。

腰痛：用丝瓜子炒焦，捣烂，酒送服。以渣敷痛处。

喉闭肿痛：用丝瓜研汁灌下。

化痰止咳：用丝瓜烧存性，研为末，加枣内做成丸子，如弹子大，每服一丸，温酒送下。

风虫牙痛：经霜干丝瓜烧存性为末，擦之。

风气牙痛，百药不效者用此，大能去风，惟蛀牙不效。天罗（即生丝瓜）一个，擦盐火烧存性，研末频擦，涎尽即愈。腮肿，以水调贴之。

刀疮：用古石灰、新石灰、丝瓜根叶、韭菜根各等分，捣至极烂作成饼，阴干研末涂搽。止血、定痛，生肌，有特效。

诸疮久溃：用丝瓜老根熬水洗搽。

石莼

【释名】莼菜

【气味】甘、平、无毒。

【主治】利小便，治风秘不通，五膈气，并脐下结气，煮汁饮之。胡人用治疳疾。

果　　类

枣

【气味】甘、辛、热、无毒。

【主治】调和胃气：用干枣去核，缓火烤燥，研为末，加少量生姜末，开水送服。

反胃吐食：用大枣一枚去核，加斑蝥一个去头翅，一起煨熟，去斑蝥，空腹服，开水送下。

伤寒病后，口干咽痛、喜唾：用大枣二十枚、乌梅十枚，捣烂，加蜜做成丸仓，口含咽汁，甚效。

妇女脏燥（悲伤欲器，精神不正常）：用大枣十枚、小麦一升、甘草二两、合并后每取一两小煎服。此方名“大枣汤”，亦补脾气。

大便燥塞：有大枣一枚去核，加轻粉半钱入枣中，煨熟服，枣汤送下。

烦闷不眠：用大枣十四枚、葱白七根，加水三升煮成一升，一次服下。

上气咳嗽：用枣二十枚，去核，以酥四两，微火煎，倒入枣肉中渍尽酥，取枣收存，常含一枚，微微咽汁。

肺疽吐血：用红枣（连核烧存性）、面药煎（煅过），等分为末，每服二钱，米汤送下。

耳聋鼻塞：取大枣十五枚（去皮、核）、蓖麻子三百枚（去皮），一起捣碎，棉裹塞耳鼻，一天一次，经一个多月，即可闻声音和辨香自。先治耳，后治鼻，不可并塞。

诸疮久溃：用枣膏三升煎水频洗。

心气痛：一个乌梅二个枣，七枚杏仁一处捣，男酒女醋来送下，再害心疼等到老。

巴旦杏

【释名】八担杏、忽鹿麻。

【气味】甘、平、温、无毒。

【主治】止咳下气，消心腹逆闷

梨

【释名】快果、果宗、玉乳、蜜父。

【气味】（实）甘、微酸、寒、无毒。

【主治】消渴：用梨捣取汁，加蜜水同熬，收存瓶中。每次以热水或冷水调服，直至病愈。

咳嗽：用好梨去核，捣汁一碗，放入椒四十粒，煎开去渣，加黑饧一两，待化匀后，细细含咽。

又方：用梨一个，刺五十孔，每孔放椒一粒，裹一层面在碳火内煨熟，冷定后去椒食梨。

痰喘气急：把梨挖空，装入小黑豆，填满用盖合上捆好，放糠火中煨熟，捣成饼，每日食适量，甚效。

赤目胬肉：取好梨一个捣取汁，以棉裹黄连片一钱浸汁中，犯卧点汁入眼。

反胃，药物不下：用大雪梨一个，以丁香十五粒刺入，用湿纸包几层，煨熟吃下。

蠼螋尿疮：用梨叶汁敷涂，药干即换。

柿

【气味】甘、寒、涩、无毒。

【主治】涩下焦，健脾胃，消宿血。

白柿、柿霜

【气味】甘、平、涩、无毒。

【主治】肠风下血：用白柿烧灰，水送服二钱。

小便血淋：用干柿三枚，烧存性，研为末，陈米汤送服。

热淋涩痛：用干柿、灯芯等分，水煎，每日饮服。

小儿秋痢：用粳米煮粥，熟时加入干柿末，再煮开二三次吃下。

反胃吐食：用干柿三枚，连蒂捣烂，酒送服，甚效。不能同时服其他药物。

痰嗽带血：把大柿饼在饭上蒸熟，批开，每用一枚掺青黛一钱，临卧时服，薄荷汤送下。

耳聋鼻塞：用干柿三枚细切，以粳米三合、豆豉少许煮粥，每日空腹服下。

臁疮：用柿霜、柿蒂等分，烧过，研末敷涂，甚效。

中桐油毒：吃干柿饼可解。

乌柿

【气味】甘、温、无毒。

【主治】杀虫，疗刀伤火伤，生肉止痛，服药口苦及呕逆口干，食少许即止。

柿蒂

【气味】涩、平、无毒。

【主治】呃逆不止：用柿蒂、丁香各二钱，生姜五片，水煎服。或将两药研末，开水冲服亦可。此方名“济生柿蒂散”。

一方：再加人参一钱。

一方：再加良姜、甘草等分。

一方：再加青皮陈皮。

一方：再加半夏生姜。

柿木皮

【主治】下血：用柿木皮晒、焙，研末，米汤送服二钱，两服可止。

汤火疮：用柿木皮烧灰，调油敷涂。

柿根

【主治】血崩、血痢、下血。

橘

橘实（青皮）

【气味】甘、酸、温、无毒。

【主治】疟疾疾寒热：用青皮一两烧存性，研为末，发病前以温酒送服一钱，临发时再服一次。

乳癌（乳房内有核如指头，不痛不痒，五、七年成痈，名乳癌）：用青皮四钱，加水一碗半煎成一碗，徐徐服下，一天服一次，或用酒送服亦可。

耳出汁：用青皮烧过：研为末，包棉中，塞耳内。

唇燥生疮：用青皮烧过，研为末，调猪油涂搽。

橘叶

【气味】苦、平、无毒。

【主治】消肿散毒：治肺痈、乳痈、胁痛。

橘核

【气味】苦、平、无毒。

【主治】腰痛：用橘核、杜仲各二两，炒、研为末，每服二钱，盐酒送下。

小肠疝气及阴核肿痛：用橘核五钱，炒、研为末，老酒煎服，或加酒、糊做丸服。

橘瓤上筋膜（橘络）

【主治】口渴吐酒：炒熟煎激发饮，甚效。（按：现用以治痰滞经络、咳嗽、胸胁作等症。）

青橘皮

【气味】苦、辛、温、无毒。

【主治】酒食后饱满：用青橘皮一斤分作四分，四两用盐汤泡，四两用百沸汤泡，四两用醋泡，四两用酒泡，三日后取出，去白切丝，以盐一两炒至微焦，研为末，每服二钱，用茶末四分，水煎温服。此方名“快膈汤”。

理脾顺气：用青橘皮一斤，晒干，焙过，研为末，加甘草末一两、檀香末半两，和匀收存，每用一、二钱，放一点盐，开水送服。

黄橘皮

【气味】（红皮、陈皮）辛、苦、温、无毒。

【主治】湿痰停滞，咳嗽唾稠粘：用武汉橘皮半斤（放砂锅内，下盐五钱，化开淹过煮干），粉甘草二两（去皮蜜炙），二味共研为末，加蒸饼做成丸子，如梧子大，每服百丸，开水送下。此方名“润下丸”。

脾气胀满：用橘皮四两、白术二两，共研为末，加酒糊做成丸子，如梧子大，每服三十丸，饭前木香汤送下，一天服三次。此方名“宽中丸”。

伤寒及一切杂病，干呕，手足逆冷：用橘皮四两、生姜一两，加水二升，煎取一升，徐徐饮服。此方名“橘皮汤”

霍乱吐泻（不拘男女，但有一点胃气存者，服之再生）：用广陈皮（去白）五钱，真藿香五钱，加水两碗，煎成一碗，时时温服。

又方：用陈皮末二钱，开水送服。不省人事者可灌服，同时烧砖渍醋，乘热包布中放在心下熨按好复苏。

反胃吐食：用橘皮（壁土炒香）研为末，每服二钱，以生姜三片，枣肉一枚，加水二盅，煎成一盅温服。

痰膈气胀：用陈皮三钱，水煎热服。

突然失声：用橘皮半两，水煎徐饮。

经年气嗽：用橘皮、神曲、生姜（焙干），等分为末，蒸饼和成丸子，如梧子大，每服三、五十丸，饭后，临睡时各服一次。有人因久嗽服此方，结果不但这个病治好了，连原患的膀胱气也治好了。

化食消痰：有橘皮半两微炒，研为末，水煎代茶，细细饮服。

大肠秘塞：用陈皮连白，酒煮过，焙干研为末，每服二钱，温酒送下。

风痰麻木：用橘红一斤，水五碗，煮烂去渣，再煮至一碗，一次服下，取吐为愈，不吐，可加瓜蒂末。

疟疾疾：用橘皮（去白，切）在生姜自然汁中浸泡一夜之后煮，再焙干研末。每服三钱，以陈枣十个，加水一碗，煎成半碗，于发病前送下，同时吃枣。

产后尿闭：用陈皮一两，去白，研为末，每服二钱，空腹服，温酒送下，一服即通。

乳痈（未成者即散，已面者好溃，痛不可忍乾好不疼）：用陈橘皮，泡开水中，去白晒干，加面炒至微黄，研为末，每服二钱，以麝香调酒送下，初发者一服见效。名“橘香散。”

耳出汁：用陈皮烧过，研为末，取一钱，加麝香少许，每日掺敷。此方名“立效散。”

趾高气扬甲嵌肉，步履困难：用浓煎陈皮汤浸泡患处，甲肉自离，轻手将甲剪去，以虎骨末敷之即安。

柑

【释名】木奴。

【气味】甘、大寒、无毒。

【主治】利肠胃中热毒，利小便，治难产。

枇杷

枇杷实

【气味】甘、酸、平、无毒。

【主治】止渴下气，利肺气，止吐逆。

枇杷叶

【气味】苦、平、无毒。

【主治】肺热咳嗽：有枇杷叶、木通、款冬花、紫菀，杏仁、桑白皮各等分，大黄减半，共研为末，加蜜做成丸子，如樱桃大，饭后和临卧时各含化一丸，很见效。

反胃呕哕：用枇杷叶（去毛，炙）、丁香各一两，人参二两，研末，每服三钱，加水一碗、姜三片煎服。

鼻血不止：用枇杷叶去毛，焙、研为末，每服一二钱，茶送下，一天服二次。

酒皶赤鼻：用枇杷叶、枇杷子等分为末，每服二钱，温酒调下，一天服三次。

痔疮肿痛：用枇杷叶（蜜炙）、乌梅肉（焙），共研为末，先以乌梅汤洗过患处，然后把药末敷上。

樱桃

【释名】莺桃、含桃、荆桃。

【气味】甘、热、涩、无毒。

【主治】调中、益脾、止痢。

银杏

【释名】白果、鸭脚子。

【气味】（核仁）甘、苦、平、涩、无毒。

【主治】寒嗽痰喘：用白果七个煨熟，以熟艾做成七丸，每果中放入艾丸一颗，纸包再次煨香，去艾吃下。

哮喘痰嗽：用白果五个、麻黄二钱半、甘草（炙）二钱，加水一杯半，煎至一杯，临卧时服。此方名“鸭掌散”。

又方：白果二十一个（炒黄），麻黄三钱，苏子二钱，款冬花、法半夏、桑白皮（蜜炙）各二钱，杏仁（去皮尖）、黄芩（微炒）各一钱半，甘草一钱，加水三杯，煎成二杯，分作二次服下。

咳嗽失声：用白果仁四两，白茯苓、桑白皮各二两，乌豆半升（炒），蜜半斤，一起煮熟，晒干为末，以乳汁半碗拌湿，九蒸九晒，做成丸子，如绿豆大，每服三、五十丸，开水送下，极效。

小便频数：用白果十四枚，一半生，一半煨，食之有效。

小便白浊：用生白果仁十枚，擂水服，一天服一次，病愈为止。

赤白带下：用白果、莲肉、江米各五钱，胡椒一钱半，共研为末，以乌云骨鸡一只，去肠填药，瓦器煮烂，空腹服下。

肠风下血：用白果煨熟，出火气后，米汤送服。

虫牙：用生白果每饭后嚼一二个，有效。

手足皲裂：用生白果嚼烂，每夜涂搽。

头面癣疮：用生白果仁切断，频频搽患处，直至病愈。

乳痈溃烂：用银杏仁半斤，以四两研酒服，以四两研敷患处。

胡桃

【释名】羌桃、核桃。

【气味】（核仁）甘、平、温、无毒。

【主治】肾亏溢精：用胡桃肉、白茯苓各四两，附子一枚（去皮切片），与姜汁、蛤粉一起，焙干研末，加蜜做成丸子，如梧子大，每服三十丸，米汤送下。

小便频数：用胡桃煨熟，卧时嚼服，温酒送下。

石淋：用胡桃肉一升，细米煮，另煮浆粥一升，一并服下。

痰喘嗽：临卧时嚼服胡桃肉三颗、生姜三片，喝几口开水，再服胡桃和生姜如上数。次日即可痰消防车嗽止。

老人喘嗽，醒卧不得：用胡桃肉（去皮）、杏仁（去皮尖）、生姜各一两，研为膏，加炼蜜少许，和丸如弹子大，每卧时嚼服一丸，姜汤送下。

物食酸齿不着力：细嚼胡桃即解。

赤痢不止：用桃仁、枳壳各七个，皂角一个，新瓦上烧存性，研为细末，分作八服，每临卧时一服，二更一服，五更一服，荆芥茶送下。

血崩不止：用胡桃仁五十枚，灯上烧存性，研作一服，空腹时以温酒调下。

小肠气痛：用胡桃一个，烧为研末，热酒送服。

一切痈肿（未成脓者）：用胡桃十个，煨熟去壳，加槐花一两，研末捣匀，热酒调服。

小儿头疮：用胡桃和皮，灯上烧存性盖碗中出火毒后，加轻粉少许，调生油涂，几次即愈。

火烧成疮：用胡桃仁烧黑研敷。

榛子

【气味】（仁）甘、平、无毒。

【主治】益气力，实肠胃。

荔枝

【释名】离枝、丹荔。

荔枝实

【气味】甘、平、无毒。

【主治】痘疮不发：有荔枝肉浸酒饮，肉亦吃下。忌生冷。

风牙疼痛：用荔枝连壳烧存性，研末擦牙即止。

呃送不止：用荔枝七个，连皮核烧存性，研为末，开水调下，立止。

荔枝核

【气味】甘、温、涩、无毒。

【主治】脾痛：用荔枝核为末，每服二钱，醋送下。数服即愈。

疝气：用荔枝核（炒黑）、大茴香（炒），等分为末。每服一钱，温酒送下。

又方：用荔枝核四十九个、陈皮（连白）九钱、硫黄四钱，共研为末，加盐水调面糊成丸子如绿豆大，遇痛时空腹酒服九丸，不过三服见效。此方名“玉环来笑丹”。

睾丸肿痛：用荔枝核、青橘皮、茴等分，各炒过研细，酒送服二钱，一天服三次。

龙眼

【释名】龙目、圆眼、益智、亚荔枝、荔枝奴、骊珠、燕卵、蜜脾、鲛泪、川弹子。

【气味】（实）甘、平、无毒。

【主治】思虑过度，劳伤心脾，健忘怔忡，虚烦不眠，自汗惊悸：用龙眼肉、酸枣仁（炒）、黄芪（炙）、白术（焙）、茯神各一两，木香半两、炙甘草二钱半，切细。各药配齐后，每服五钱，加姜三片、枣一枚、水二盅煎成一盅，温服。此方名“归脾汤”。

榧实

【释名】赤果、玉榧、玉山果。

【气味】甘、平、涩、无毒。

【主治】杀体内寄生虫：用榧子一百枚去皮，炒熟吃。胃弱的人，用量减半。

令发不落：用榧子三个、胡桃二个、侧柏叶一两，捣烂浸雪水中，梳头发。

突然吐血：先吃蒸饼两三个，以榧子为末，开水送服三钱。一天服三次。

海松子

【释名】新罗松子。

【气味】（仁）甘、小温、无毒。

【主治】肺燥咳嗽：用松子仁一两、胡桃仁二两，共研为膏，和熟蜜半两收存，每服二钱，饭后以开水冲服。

小儿寒嗽，或作喘：用松子仁五个，百部（炒）、麻黄各三分，杏仁四十个（去皮尖），加少量水煮开，化白砂糖调药做成丸子，如芡子大。每饭后含化十丸，很见效。

大便虚秘：用松子仁、柏子仁、麻子仁等分为末，溶蜡和丸，如梧子大，每服五十丸，黄芪汤送下。

椰子

【释名】越王头、胥余。

椰子瓤

【气味】甘、平、无毒。

【主治】益气，治风。

椰子浆

【气味】甘、温、无毒。

【主治】止消渴，治吐血水肿，去风热。

波罗蜜

【释名】曩伽结。

【气味】（瓤）甘、香、微酸、平、无毒。

【主治】止渴解烦，醒酒益气。

无花果

【释名】映日果、优昙钵、阿驵。

【气味】（实）甘、平、无毒。

【主治】开胃，止泄痢，治五痔、咽喉痛。

枳

【释名】蜜止矩、蜜屈律、木蜜、木饧、木珊瑚、鸡距子、鸡爪子。木名白石木、交加枝。

【气味】(实) 甘、平、无毒。

【主治】止渴除烦，润五脏，利大小便，止呕逆境，解酒毒，辟虫毒。

甜瓜

【释名】甘瓜、果瓜。

瓜瓤

【气味】甘、寒滑、有小毒。

【主治】止渴，除烦热，利小便。

瓜子仁

【气味】甘寒、无毒。

【主治】口臭：用不着甜瓜子捣成末，加蜜调为丸子，每天早晨漱口含一丸。亦可贴齿。

腰腿疼痛：用甜瓜子三两，酒浸十日，研为末，每服三钱，空腹服，酒送下，一天服三次。

肠痈（小腹肿痛，小便似淋，大便困难，下脓）：用甜瓜子一合、当归（炒）一两、蛇蜕皮一条（揉碎），混合后每取四钱，加水一碗半煎至一碗，饭前研为还想，去油质，加水调服。

瓜蒂

【气味】苦、寒、有毒。

【主治】饮食内伤，胸中填寒：用瓜蒂二钱半（熬黄）、赤小豆二钱半，共研为末。每服一钱，以香豉一合，热汤七合煮烂，去渣服下，吐后病除。此方名“瓜蒂散”。

太阳中风（身热、头痛、脉微）：用瓜蒂十四个，加水一升，煮成五合，一次服下，吐后病除。

诸风诸明：用瓜蒂炒黄，研为末，加酸齑水调服取吐。

如为风，再加蝎少半钱；湿气肿满，加赤小豆末一钱；有虫加狗油五七点和雄黄一钱；病重者再加芫花半钱，即可将虫吐出。

黄疸喘急，心上坚硬，口渴：用瓜蒂二合、赤小豆一合，共研为末，以温浆水五合送服一匙，过一顿饭时间当呕吐，不吐再服药。

遍身如金：用瓜蒂四十九枚、丁香四十九枚，烧存性，共研为末，每用二三分，吹鼻取黄水，或擦牙流涎亦可。

热病发黄：用瓜蒂为末，取大豆大小一团吹鼻中，轻则半日，重则一日，流出黄水好愈。

身面浮肿：用瓜蒂、丁香、赤小豆各七枚，共研为末，吹豆大一团入鼻中，不久有黄水流出。隔日用药一次。

疟疾寒热：用瓜蒂二枚，加水半碗，浸一宿后一次服下，取吐即愈。

大便不通：用瓜蒂七枚，研为末，棉裹塞肛门中即通。

风热牙痛：用瓜蒂七枚（炒过研细），加少许麝香，棉裹咬定，流涎，痛渐止。

甜瓜藤

【主治】妇女经闭：用瓜藤、使君子各半两、甘草六钱，共研为末，每服二钱，酒送下。

西瓜

【释名】寒瓜

【气味】（皮）甘、凉、无毒。

【主治】口舌生疮：用西瓜皮烧过，研末，放口内含噙。

闪挫腰痛：用西瓜青皮阴干，研为末，盐酒调服三钱。

食瓜过多，人感湿：用瓜皮煎汤饮服可解。

婴奥

【释名】燕奥、婴舌、山葡萄、野葡萄。藤名木龙。

【气味】（藤、根）甘、平、无毒。

【主治】目中障翳：取婴奥藤以水浸过，吹气滴入眼中，热翳及赤白障可以消去。

热淋：用野葡萄根七钱、葛根三钱，加水一碗，煎至七成，再加童便三成，空腹温服。

一切肿毒：用野葡萄根晒干，研为末，加水调涂。

甘蔗

【释名】竿蔗、遮。

【气味】（蔗）甘、平、涩、无毒。

【主治】发热口干、小便赤涩：取甘蔗去皮，嚼汁咽下，饮浆亦可。

反胃吐食：用甘蔗汁七升、生姜汁一升，和匀，每日细细饮服。

干呕不息：用蔗汁温服半升，每日三次，加姜汁更好。

虚热咳嗽，口干涕唾：用甘蔗汁一升半、青粱米四合煮粥吃，每日二次，极润心肺。

砂糖

【气味】甘、寒、无毒。

【主治】下痢禁口：用砂糖半斤、乌梅一个，加水两碗，煎至一碗，随时饮之。

痘不落痂：用砂糖调水服，一天服二次。

腹中紧张：用酒煮砂糖饮食。

上气喘嗽，进食即吐：用砂糖、姜汁等分，一起慢火煎开数次，每服半匙。

食韭口臭：用砂糖可解。

【附方】砂糖即现今所称砂糖，亦即红糖。唐本草说砂糖性寒，李时珍则认为蔗浆甘寒，砂糖性温

石蜜

【释名】白砂糖（即白糖）。

【气味】甘、寒、冷利、无毒。

【主治】润心肺燥热，治咳消痰，解酒和中，助脾气，缓肝气。

芰实

【释名】水栗、沙角（即通称的菱角）。

【气味】甘、平、无毒。

【主治】解暑，解伤寒积热，止消渴，解酒毒。

芡实

【释名】鸡头、雁喙、雁头、鸿头、鸡雍、卯菱、蔿子、水流黄。

【气味】甘、平、涩、无毒。

【主治】小便频数及遗精：用秋石、白茯苓、芡实、莲子各二两，共研为末。加蒸枣做成丸子，如梧子大，每服三十丸，空腹服，盐汤送下。

此方名“四精丸”。

白浊：用芡实粉、白茯苓粉，化黄蜡和蜜作丸子，如梧子大。每服百丸，盐汤送下。此方甸“分清丸”。

【附方】芡茎，亦名鸡头菜：能止烦渴，除虚热。生食熟食均可。

芡根，切片煮熟，盐醋调食：能治偏坠气块。

乌芋

【释名】凫茈、凫茨、荸荠、黑三棱、芍、地栗。

【气味】（根）甘、微寒、滑、无毒。

【主治】大便下血：有荸荠捣汁大半杯，加好酒半杯，空腹温服，几天后好见效。

赤白痢：取完好荸荠洗净拭干，勿令破损，泡入好酒中，密封收存，用时取二枚细嚼，空腹用原酒送上。

妇女血崩：按病人年龄一岁用乌芋一个，烧存性，研为末，酒冲服。

小儿口疮：用乌芋烧存性，研末涂搽。

误吞铜片：用生乌芋研汁，细细饮服，能将铜消化成水。

蜂蜜

【释名】蜂糖：生岩石者名石蜜、石饴、岩蜜。

【气味】甘、平、无毒。

【主治】大便不通：用蜜二合，微为煎至饴糖状，乘热做成挺，长一寸们一端尖细，待冷变硬后，寒入肛门中，不久即可通便。

产后口渴：用炼蜜不限量，熟水调服即止。

隐疹作痒：用蜂蜜不限量，好酒调服。

五色丹毒：用蜂蜜调干姜末敷涂。

口中生疮：用蜂蜜浸大青叶含咽。

龟头生疮：用蜂蜜煎甘草涂搽。

肛门生疮（肛门主肺，肺热则肛门肿缩生疮）：用蜂蜜一斤，调入猪胆汁一枚，微火煎浓，做成挺子，塞肛六内，令通泄即愈。

热油烫烧：用蜂蜜涂搽。

疔肿恶毒：用生蜜与隔年葱研成膏，把疔刺破涂上，半小时后，以热醋洗去。

大风癞疮：用生姜二斤捣取汁，拌入蜂蜜一斤中，微火煎浓收存。每日清晨服枣大一丸，温酒送下，一天服再次，忌生冷醋滑等物。

脸上斑点：用蜂蜜调茯苓末敷搽。

目生珠管：用生蜜涂目，仰卧半日再洗去，每天一次。

谷　类

小麦

小麦（小麦的果实）

【气味】甘、微寒、无毒。

【主治】老人淋：用小麦一升、通草二两，加水三升煮成一升饮服。

项瘿：用小麦一升，在醋一升中泡过，晒干为末，加海藻（洗净，研为末）三两，和匀，每服一匙，酒送下。一天服三次

白癜风：用小麦摊上，烧铁物压出油，搽涂患处。

汤火伤：用小麦炒黑，研为末，加腻粉，调油涂伤处。勿接触冷水。

头疮：用小麦烧丰存性，研为末，调油敷患处。

浮小麦

【气味】甘、咸、寒、无毒。

【主治】益气，除热，止自汗盗汗。

小麦麸

【气味】甘、凉、无毒。

【主治】产后虚汗：用小麦麸、牡蛎，等分为末加猪肉汁调服二钱。一天服二次。

身上瘢痕：春夏用大麦麸，秋冬用小麦麸，筛粉调油敷涂。

小便尿血：麦麸炒香，以肥猪肉蘸食。

热疮，汤火伤：用醋拌麦麸熨贴。

面粉

【气味】甘、温、有微毒。不能消热止烦。

【主治】内伤吐血：用面粉略炒，以京墨汁或藕节汁调服二钱。

大出血（口、耳、鼻都出血）：用白面加盐少许，冷水调服三钱。

泄痢：用白面一斤，炒焦黄，每天空腹服一二匙，温水送下。

咽喉肿痛，不能吞食：用白面和醋调匀，涂喉外肿处。

乳痈不消：用白面半斤炒黄，加荆芥煮成糊敷涂，即消。

刀伤血出：用生面干敷，五、七日即愈。

远行脚上起泡：水调生面涂上，一夜即消。

火烧成疮：用炒面加栀子仁末，调油涂搽。

防止受孕：用白面一升、酒一升，煮沸去渣，分三次服下（来月经的头一天晚上，第二天黎明及大明以后各服一次）。

一切疔肿：用猪油调面封患处，有效。

小麦粉

【主治】痈疽发背，地铭肿毒：用陈年麦粉，久炒成黄黑色，冷定后研为末，加陈醋调成糊，熬如黑漆，收存瓷罐中。

用时摊纸上，剪孔贴患处，疼痛渐消。各种肿毒亦消，此方屡试屡验，药易得而功极显。

面筋

【气味】甘、凉、无毒。

【主治】解热和中。

小麦粮

【气味】甘、微寒、无毒。

【主治】消渴止烦。

小麦苗

【气味】辛、寒、无毒。

【主治】消酒毒，解时疾狂热，退胸膈热，利小肠。

小麦取

【主治】阳毒、温毒、热极发狂，大渴及温热。

小麦秆

【主治】烧灰加在去疣痣、蚀恶肉的药膏中

雀麦

【释名】燕麦、杜姥草、牛星草。

【气味】甘、平、无毒。

【主治】（米）充饥滑肠，（苗）胞衣不下。

荞麦

【释名】翘、乌麦、花荞。

【气味】甘、平、寒、无毒。

【主治】咳嗽上气：用荞麦粉四两、茶末二钱、生蜜二两，加水一碗，搅于极匀饮服，引气下降，即愈。

水肿气喘：用生大戟一钱、荞麦面二钱，加水作饼炙熟为末，空腹服，茶送下。以大小便通畅为度。

赤白带下：用荞麦炒焦为末，加鸡蛋白和成丸子，如梧子大。每服五十丸，盐汤送下，一天服三次。

禁口痢疾：每服荞麦面二钱，砂糖水调下。

痈疽发背：用荞麦面、硫黄各二两，共研为末，加水做成饼，晒干收存，每取一饼磨水敷疮。

汤火伤：用荞麦面炒黄，研末，水调敷伤处，有特效。

瘰疬成围颈：用荞麦（炒，去壳）、海藻、白僵蚕（炒，去丝），等分为末，白梅浸汤取肉，取一半和药末做成丸子，如绿豆大。每服六、七十丸，食后临卧时米汤送下，一天服五次。若与淡菜同服更好。

绞肠痧：用荞麦面一撮炒黄，水煎服。

小肠疝气：用荞麦仁（炒，去尖）、胡卢巴（酒浸、晒干）各四两、小茴香（炒）一两，共研为末，加酒糊做成丸子，如梧子大，每服五十丸，空腹服，盐酒送下。

腹痛微泻：用荞麦做饭，连食三四次，即愈。

粳米

【气味】甘、苦、平、无毒。

【主治】霍乱吐泻，烦渴欲绝：用粳米二合研成粉，加水两碗再研成汁，和淡竹沥一合，一次服下。

自汗不止：有粳米粉代扑粉，经常扑身上，有效。

心气痛：用粳米一升加水六升煮开六、七次服下。

胎动腹痛：用粳米五升、黄芪六两，加水七升煎成二升，分四次服下。

疔肿：用粳米粉炒黑，调蜜敷涂。

淅二泔

【气味】甘、寒、无毒。

【主治】清热，止烦渴，利小便，凉血。

炒米汤

【主治】益胃，除湿。

粳谷

【主治】走马喉痹：取粳谷取烧灰存性，研末，以酒冲服一匙，立效。

禾秆

【主治】解砒毒：用禾秆烧灰，淋汁滤清，冷服一碗，能将毒排出。

籼

【释名】占稻、旱稻。

【气味】甘、温、无毒。

【主治】温中益气，养胃和脾，除湿止泄。

黍（高粱）

【释名】赤黍名门、穈，白黍中芑，黑黍中秬，一稃二米名痞。

【气味】甘、温、无毒。久食令人多热烦。

【主治】烧灰和油涂，治跌打伤，能止痛，不作瘢。

煎浓汁，涂小儿鹅口疮，有效。

丹黍米

【气味】甘、微寒、无毒。

【主治】止咳嗽，退热，亦治泄痢鳖瘕。

黍茎和根

【气味】辛、热、有小毒。

【主治】利小便，止喘，去浮肿。

蜀黍

【释名】蜀秫、芦、芦粟、木稷、荻粱、高粱。

【气味】(米)甘、涩、温、无毒。

【主治】(蜀黍米)温中，涩肠胃，止霍乱。(根)利小便，止喘满。

玉蜀黍

【释名】玉高粱。

【气味】(米)甘、平、无毒。

【主治】(玉蜀黍米)调中开味，(根、叶)治沙淋。

黄粱米

【气味】甘、平、无毒。

【主治】止霍乱下痢，利小便，除烦热。

白粱米

【气味】甘、微寒、无毒。

【主治】胃虚呕吐：用白粱米汁二合、姜汁一合，和匀服下。

霍乱不止：用白粱米五合，加水一升，煮粥吃。

手足生疣：用白粱米粉炒红，和唾液涂搽。

青粱米

【气味】甘、微寒、无毒。

【主治】脾虚泄痢：用青粱米半升、神曲一合，每日煮粥食。

冷气心痛：用桃仁二两去皮，加水研磨绞取汁，倒入青粱米四合，煮粥吃。

老人血淋：用车前五合棉裹煮汁，加青粱米四合，煮粥饮汁，此方亦能明目。

薏苡仁

【释名】解蠡、芑实、䓫米、回回米、薏珠子。

【气味】(仁、根)甘、微寒、无毒。

【主治】风湿身疼，日暮加剧：用麻黄三两，杏仁二十枚，甘草、薏苡仁各一两，加水四升，煮成二升，分两次服。

水肿喘急：用郁李仁二两，研细，以水滤取汁，煮薏苡仁饭，一天吃两次。

沙石热淋：用薏苡仁(子、叶、根皆可)水煎热饮(夏月冷饮)，以通为度。

消渴：用薏苡仁煮粥吃。

肺痿咳嗽，有脓血：用薏苡仁十两捣破，加水三升煎成一升，以酒少许送服。

痈疽不溃：吞服薏苡仁一枚。

虫牙痛：用薏苡仁、桔梗研末点服。

疝疾：用薏苡（以东壁黄土炒过），加水煮成膏服下。

黄疸：用薏苡根煎汤频服。

杀蛔虫：用薏苡根一斤切细，加水七升煮成三升服下，能将虫杀死打出。

月经不通：有薏苡根一两，水煎服。

牙齿风痛：用薏苡根四两，水煮含漱。

黄大豆

【气味】甘、温、无毒

【主治】宽中下气，利大肠。

消水胀肿毒：研末调热水，治痘及痈。

刀豆

【释名】挟剑豆。

【气味】甘、平、无毒。

【主治】温中下气，利肠胃，止呃逆，益肾补元。

蒸饼

【气味】甘、平、无毒。

【主治】小儿淋（小儿尿频量少）：用蒸饼、大蒜、淡豆豉合捣成丸，连服三日可愈。

积年下血：用寒食蒸饼、乌龙尾各一两、皂角（去皮，酥炙）七个，共研为末，加蜜做成丸子。每服二十丸，米汤送下。

赤白痢：用干蒸饼（蜜拌炒）二两、御米壳（蜜炒）四两，共研为末，加炼蜜做成丸子，如芡子大，每服一丸，以水一碗煎化热服。

崩中下血：用陈年蒸饼烧存性，米汤冲服二钱。

盗汗、自汗：每夜卧时，带饥吃蒸饼一枚，几天之后即可止汗。

一切折伤：把寒食蒸饼研为末，每服二钱，酒送下，甚验。

汤火伤：用馒头饼烧存性，研为末，加油调匀涂伤处。

酒曲

【释名】酒母

【气味】甘、温、无毒

【主治】米谷食积：炒曲末，以开水调服二钱。一天服三次。

赤白痢：用曲熬粟米粥吃，每次一匙。一天吃四五次。

酒毒下血：用曲一块，包湿纸中，煨为末空腹服二钱，米汤送下，极效。

胎动不安：用生曲饼研为末，加水绞汁服三升。

红曲

【气味】甘、温、无毒。

【主治】消食活血、健脾燥胃；治赤白痢、下水谷；治妇女血气痛及产后恶血不尽。

饴糖

【释名】饧

【气味】甘、大温、无毒。

【主治】老人烦渴：用大麦一升，加水七升煎至五升，再加入赤饧二合，渴即取饮。

鱼脐疔疮（按：此疮形如长弓，一端有准确出点，点上有孔，如鱼脐）：用饴糖涂搽，如糖已干，则烧灰涂搽。

毒疮，火烧伤：治方同上。

豆黄

【气味】甘，温，无毒。忌猪肉。

【主治】风湿腿疼，胃部胀满，气虚乏力。可以滋润肌肤，益颜色，肥健人。肥人勿服。慈禧太后最爱吃的“豌豆黄”就是这样来的。

【附方】治疗脾胃虚弱饭量较少：用大豆黄二升，大麻子三升熬香为末，每服一合，饮下，日四五服任意。

身体上被打后青肿：用豆黄为末，水和涂之，效果很好。

狼尾草

【释名】稂，狼茅，孟，宿田翁，守田。狼尾，其穗象形也。秀而不成，嶷然在田。故有宿田、守田之称。

【气味】米：甘、平，无毒。

【主治】作饭食之，令人不饥。

青蘘

【释名】梦神，巨胜苗也，生中原山谷。巨胜者、黑芝麻也

【气味】甘，寒，无毒。

【主治】五脏邪气，风寒湿痹，益气，补脑髓，坚筋骨。久服，耳目聪明，不饥不老增寿。主伤暑热。

作汤沐头，去风润发滑皮肤，益血色。

治崩中血凝注者，生捣一升，热汤绞汁半升服，立愈。

肉　类

牛

牛乳

【气味】甘、微寒、无毒。

【主治】风热毒气：用煎牛乳一升、生牛乳一升，和匀，空腹服。一天服三次。

下虚消渴（心脾有热，下焦虚冷，小便多）：常喝牛乳或羊乳，每饮三、四合。

黄牛肉

【气味】甘、温、无毒。

【主治】安中益气，养脾胃，补益腰脚，止消渴及唾涎。

水牛肉

【主治】安中益气，养脾办。健强筋骨，消水肿，除湿气。

牛脑

【气味】甘、温、微毒。

【主治】吐血咯血，五劳七伤：用水牛脑一具，涂纸上阴干，杏仁（煮去皮）、胡桃仁、白蜜各一斤，香油四两，同炒干为末，每服二匙，空腹服，烧酒送下。

偏正头痛：用白芷、川芎各三钱，研为细末，以黄牛脑粘末，加酒煮熟，趁热吃下，酒醉无妨，醒则其病如失，甚效。

脾积痞病：用黄牛脑一具，去皮筋捣烂；另用皮硝末一斤，蒸饼六个晒干研细，与牛脑和匀，加粗做成丸子如梧子大，每服三十丸，空腹服，好酒送下，一天服三次，服至百日，见效。此方名“牛脑丸”。

气积成块：用牛脑一具（去皮筋）、雄鸡肫一个（连里黄皮），一起放酒中浸一宿捣烂，加入木香、沉香、砂仁各三两，皮硝一碗，共捣匀，在铜锅内以文武火烘干为末。再加轻粉三钱调匀，每服二钱，空腹服，烧酒送下，一天服三次。

角胎（好年青坚骨）

【气味】苦、温、无毒。

【主治】大肠冷痢：用牛角胎烧灰，每服二钱，水送下，一天服二次。

大便下血：用黄年角胎一具，煅为末，同豉煮汁，每服二钱，一天服三次。

赤白带：用牛角胎烧至烟断，附子以盐水浸七次（去皮），等分为末，每服二匙，空腹服，酒送下。

牛尿

【气味】苦、辛、微温、无毒。

【主治】水肿、腹胀、脚满，利不便。

牛屎（亦牛洞）

【气味】苦、寒、无毒。

【主治】水肿溲涩：用黄牛屎一升，绞汁饮，以小便通畅为见效。忌食盐。

湿热黄病：用典牛屎晒干，研为末，加面糊成丸子，如梧子大，每服七十丸，饭前服，开水送下。

霍乱吐泻，四肢发冷：用黄牛屎半升，加水二升，煮开三次，取半升饮服。

脚跟肿痛，不能着地：用牛屎加盐炒热包痛处。

妊娠腰痛：用牛屎烧成末，每服一匙，一天服三次。

小儿烂疮：用牛屎烧成灰封涂。兼灭瘢痕。

痈肿不愢：用牛屎烧成末，调鸡蛋白封含沙射影，药干即换，有特效。

乳痈初起：用牛屎和酒敷涂即消。

背疮溃烂：用陈年牛屎晒干，研为末，加百草霜调匀敷患处。

驴

驴肉

【气味】甘、凉、无毒。

【主治】补血，益气，治远年劳损。煮汁空心饮，疗痔引虫。

驴尿

【气味】辛、寒、有小毒。

【主治】治反胃噎病，狂犬咬伤，癣疠恶疮（都是直接饮服），风虫牙痛（频频含漱）。

驴骨髓

【气味】甘、温、无毒。

【主治】耳聋。

驴屎

【主治】鼻血不上：用驴屎烧灰吹入鼻中，有效。

恶疮湿癣：用肪屎烧灰调油涂搽。

月经不断或血崩：用驴屎烧存性，加面粉糊成丸子，如梧子大，每服五十至七十丸，空腹服，黄酒送下，极效。

黄明胶

【释名】牛皮胶、水胶、海犀膏。

【气味】甘、平、无毒。

【主治】肺痿吐血：用黄明胶（炙干）、花桑叶（阴干）各二两，研为末，每服三钱，生地黄汁调下。

吐血咯血：用黄明胶一两切片炙黄，新棉一两烧研，每服一钱，饭后服，米汤送下，一天服二次。

妊娠下血：用黄明胶二两，酒煮化，一次服下。

肾虚失精：用黄明胶三两，研为末，以酒二碗化服，一天服三次。

脸上麻痹：用黄明胶融化，调桂末涂患处，厚一二分，有效。

风湿走痛：用黄明胶一两、姜汁半杯，同化成膏，摊纸上热贴患处，膏冷即换，甚效。方中加乳香、没药各一钱亦可。

跌打损伤：用黄明胶一两、干冬瓜皮一两，锉细同炒存性研为末，每取五钱，热酒一杯调服，服后再饮酒二、三杯，暖卧发出微汗即止痛。

汤火伤：用黄明胶加水煎如糊，冷后涂伤处。

一切肿毒：用黄明胶一片水中泡软，开孔贴患处。无脓者自消，已溃者令脓自出。

瘰疬结核：用黄明胶蠹化摊膏贴上。发瘰疬已溃，可将膏搓成条，长寸许，插入孔中，频频换拭。

阿胶

【释名】驴皮胶。

【气味】甘、平、无毒。

【主治】瘫缓偏风，手足不遂，腰膝无力：用阿胶微炙熟，先以水一升煮香豉二合，去渣，以汁和入胶中再煮开几次，胶化如糖稀，一次服下。服后取葱豉粥温服（不能冷服，否则令人呕逆），照此法服至三、四剂可见效。

肺风喘促：用秀明阿胶切小炒过，加紫苏、乌梅肉（焙、研）等分，水煎服。

老人虚秘：用阿胶（炒）二钱、葱白三根水煎化，加蜜三匙，温服。

赤白简疾（肠胃气虚，冷热不调，不痢赤白，里急后重，腹痛，不便不利）：用阿胶（炒过，水化成膏）一两、黄连三两、茯苓二两，共捣匀做成丸子，如梧子大，每服五十丸，粟米汤送下，一天服三次，此方名“黄连阿胶丸”。

吐血不止：用阿胶（炒）二两、蒲黄六合、生地黄三升，加水五升煮成三升，分次服。

又方：用阿胶（炒）、蛤粉各一两，辰砂少许，研为末，藕节捣汁加蜜调匀服下。

肺损呕血：用阿胶（炒）三钱、水香一钱，糯米一合半（研为末），和匀，每服一钱，百沸汤冲下，一天服一次。

鼻血不止（口耳都流血）：用阿胶炙蒲黄半两，每取二钱，加水一碗，生地黄汁一合，煎至六成，温服。同时以布系住两乳。

月经不调：用阿胶一钱，加蛤粉（炒成珠，研为末），热酒送服。

又方：依上方，再加辰砂末半钱。

月经不断：用阿胶炒焦研为末，酒送服二钱。

妊娠下血：用阿胶三两炙为末，酒一升半煎化服下。

又方：用阿胶末二两、生地黄半斤（捣成汁）、艾叶二两，加水四升，煮成一升，分次服。此方名“胶艾汤”。

妊娠胎动：用香豉一升、葱一升、加水三升，煮取一升，再加进阿胶（炙过，研细）二两，化匀服下。

又方：用阿胶（炒熟）、艾叶二两、葱白一斤，加水四升，煮成一升，分次服。此方名“胶艾汤”。

多年咳嗽：用阿胶（炒）、人参各二两研细，每取三钱，加豉汤一碗、葱白少许，煎服。一天服三次。

酥

【释名】酥油。

牛羊酥

【气味】甘，微寒，无毒。

【主治】补五脏，利大小肠，治口疮。

牦牛酥

【气味】甘，平，无毒。

【主治】去诸风湿痹，除热，利大便，去宿食。合诸膏。摩风肿跌打血瘀。

醍醐

【释名】佛书称乳成酪，酪成酥，酥成醍醐。色黄白作饼，甚甘肥，是也。酪面上，其色如油者为醍醐。

【气味】甘，平，无毒。

【主治】风邪痹气，通润骨髓，可为摩药，功优于酥。添精补髓，益中填骨。久服延年，百炼弥佳。主惊悸，心热头疼，明目，传脑顶心。治月食疮，润养疮闸最宜。

【附方】中风烦热，皮肤瘙痒；醍醐四两，每服半匙，温酒一中盏和服，日一。

乳腐

【释名】乳饼。

【气味】甘，微寒，无毒。

【主治】润五脏，利大小便，益十二经脉。

治赤白痢：切如豆大，面拌，酸浆水二十余沸，顿服。小儿服之，弥良。

山羊

【释名】野羊。

【气味】甘，热，无毒。

【主治】南人食之，肥软益人。

治冷劳山岚疟痢，妇人赤白带下。

疗筋骨急强，虚劳，益气，利产妇，不利时疾人。

鹅

【释名】农雁、舒雁。

白鹅油

【气味】甘、微寒、无毒。

【主治】润皮肤，消痈肿，治手足皲裂。

鹅胆

【气味】苦、寒、无毒。

【主治】解热毒及痔疮初起，频频涂抹，自消。

凫

【释名】野鸭、野鹜、施、沉凫。

【气味】（肉）甘、凉、无毒。

【主治】补中益气，平胃消食。

身上有小热疮年久不愈者，多食野鸭可以治好。

鹜

【释名】名鸭、舒凫、家凫、末匹。

鹜肪（即鸭油，炼过再用）

【气味】甘、大寒、无毒。

【主治】气虚、寒热、水肿。

瘰疬出水：可用鸭油调半夏末敷涂。

鸭肉

【气味】甘、冷、微毒。

【主治】久虚发热，吐痰咳血：用黑嘴白鸭一只，取血，加温酒饮适量。

另将此鸭去毛，破腹去肠，拭净，放入大枣肉二升，参苓平胃散一升扎定，装砂锅中以炭火慢煨。取陈酒一瓶，分三次倒入锅内，待酒干后，食鸭及枣。此主名“白凤膏”，常吃，病好渐愈。

大腹水病（小便短少）：用青头雄鸭煮汁饮，厚盖被，令汗出。

又方：用白鸭一只治净，以豉半升，同姜、椒放鸭腹中，缝定后蒸熟吃下。

鸭头

【主治】煮服，治水肿通利小便。

麻雀

【释名】瓦雀、宾雀。

麻雀肉

【气味】甘、温、无毒。

【主治】老人脏腑虚弱：用雀儿五只治净炒熟，加酒一壶同煮。过一段时间，再加水两碗、粟米一把、葱白三根，一起煮粥吃。

肾冷偏坠（疝气）：用生雀三只，燎毛去肠，勿洗，以茴香三钱，胡椒一钱，约定缩砂、桂肉各二钱填雀腹内，湿纸裹好煨熟，空腹服，酒送下。

小肠疝气：用带毛雀儿一只去肠，填入金丝矾末五钱缝好，火上煨成炭，研为末，空腹服，酒送下。年久者服二次可愈。

赤白痢：用冬季麻雀，去皮毛及肠肚，填入巴豆仁一枚，装瓦煅瓦瓶中煅存性，研为末。以好酒煮黄蜡百沸，取蜡和药末调成丸，每服一二十丸，红痢，用甘草汤送下；白痢。用干姜汤送下。

内外目障（目昏和翳，远看似有黑花内障则不见物）：用麻雀十个，去翅、足、嘴，连肠、胃、骨、肉研烂，加磁石（煅，醋淬七次，水飞）、神曲（炒）、青盐、肉苁蓉（酒浸，炙过）各一两，菟丝子（酒浸三日，晒干）三两，共研为末，加酒二升及少量炼蜜，一起成丸了，如梧子大，每服二十丸，温酒送下。一天服二次。

麻雀卵

【气味】酸、温、无毒。

【主治】男子阳痿、女子带下、便溺不利：与天雄、菟丝子末为丸，空腹服五粒，酒送下。

雄麻雀屎（又名白丁香、青丹、雀苏）

【气味】苦、温、微毒。

【主治】目中翳膜（因目热所生的赤白膜）：用雄雀屎和人乳点眼。

小儿口噤中风：用水调雀屎做成丸子，如麻子大，水送服二丸，即愈。

疮疖未破：取雀屎涂疮，即易破。

喉痹乳蛾：用雀屎二十粒，调砂糖做成三个丸子，每取一丸，棉裹含口中。

第五节　辛味药食

菜　　类

葱

【释名】芤、菜伯、和事草、鹿胎。

【气味】（葱茎白）辛、平；叶温；根、须、汁平、无毒。

【主治】感冒恶寒：用葱白一把、淡豆豉半合，泡汤服，取汗。

伤寒头痛：用连须葱白半斤、生姜二两，水煮温服。

风湿身痛：用生葱捣烂，加香油几点，水煎，调川芎、郁金末各一钱服，引吐为好。

动胎：有葱白煮浓汁饮下，胎未死即安稳，胎已死即产出，无效再服。药中加川芎亦可。

脱阳危症（大吐大泄之后四肢厥冷，不省人事，或在性交后小腹肾痛，外阴退缩，冷汗厥逆）：先以葱白炒热熨脐，后以葱白三、七根捣烂，酒煮灌服，阳气即回。

突然心痛，牙关紧闭：用老葱白五根，去皮须，捣成膏，以匙送入喉中，再灌入麻油四两，但得下咽即可渐愈。

霍乱烦躁：用葱白二十根、大枣二十枚，水三升煎成二升，分次服。

蛔虫引起心痛：用葱茎白二寸、铅粉二钱，捣成丸服下即愈。葱能通气，粉能杀虫。

小便闭胀：用葱白三斤，锉细炒过，分包两个布袋中，交替熨小腹，气透即通。

大小便闭：用葱白捣烂，调醋封小腹上，同时在封药处灸七壮。

肿毒尿闭，小便不通：葱切，入麻油中煎至黑色，去葱取油，随时涂肿处。

阴囊肿痛：用葱白、乳香捣涂，即时痛止肿消。

又方：煨葱，加一点盐捣成泥，涂肿处。

小便溺血：用葱白一把、郁金一两，加水一升煎至二合，温服，一天服三次。

肠痔有血：用葱白三斤煮汤熏洗，立效。

痈疽肿硬：用米粉四两、葱白一两同炒黑，研为末，调醋敷贴，药干即换，以肿消为度。

刀伤瘀血：用大葱白二十枚、麻子三升，捣碎，加水九升煮取一升半，一次服，吐出脓血即愈。如未痊愈，可再次服药。

跌打损伤：用葱白连叶煨热，捣烂敷伤处，药冷即换。

火焰丹毒：用生葱汁敷涂。

喉中肿疼：气不通畅，用葱须阴干，研为末，每用二钱加胆矾末一钱和匀，取二三分入喉中。

蒜

【释名】小蒜、茆蒜、荤菜。

【气味】（根）辛、温、有小毒。

【主治】时气温病（初起头痛壮热，脉大）：用小蒜一升捣汁三合，一次服下。不愈可再服一次。

干霍乱（不得吐泻）：用小蒜一升，水三升煮取一升，一次服下。

长年心痛：用小蒜煮成浓汁，勿沾盐，饱食，有效。

疟疾：用小蒜不定量，研为泥，加黄丹少许，做成丸子如芡子大，每服一丸，新汲水送下。

恶核肿结：用小蒜、吴茱萸等分，捣烂敷患处。

小儿白秃（头上团团白色）：有蒜切细每日擦患处。

蛇蝎螫人：有小蒜捣汁内服，外以蒜渣敷伤处。

葫

【释名】大蒜、茆蒜、荤菜。今人谓葫为大蒜，蒜为小蒜，以其气类相似也。

【气味】（根）辛、温、有毒。久食损人目。

【主治】归五脏，散痈肿除风邪，杀毒气。下气，消谷，化肉。

【附方】肠毒下血："蒜连丸"用独蒜煨捣，和黄连末为丸，日日米汤服之。

芸薹

【释名】寒菜、胡菜、薹菜、薹芥、油菜。

【气味】（茎、叶）辛、温、无毒。

【主治】赤火丹毒：用芸薹叶捣烂敷涂。

天火热疮（初起如痱，渐如水泡，似火烧疮，赤色）：用芸薹叶捣取汁，调大黄、芒硝、生铁衣等分，涂沧上。

风热肿毒：用芸薹苗叶根、蔓菁根各三两，研为末，以鸡蛋清调和贴上，即可消肿。无蔓菁，用商陆代，甚有效。

瘭疽（生在手足户背等处，累累如赤豆，剥之则汁出）：用芸薹叶煮汁服一升，并吃干熟油菜数顿，少加盐醋。病在冬日，则用芸薹子研水服。

血痢腹痛：用芸薹叶捣汁二合，加蜜一合，温服。

肠风下血：治方同上。

另方：用芸薹子（生）、甘草（炙）研为末，水煎服，每服二钱。

产后血晕：用芸薹子、生地黄等分为末，每服三钱，加姜七片，酒、水各半碗，童便钭碗，一起煎至七成，温服即醒。

热疖肿毒：用芸薹子、狗头骨等分为末，调醋敷涂。

伤损接骨：用芸薹子一两、小黄米（炒）二合、龙骨少许，共研为末，加醋调成膏，摊纸上贴患处。

汤火伤：用菜籽油调蚯蚓屎涂搽。

产后流血过少：用芸薹子（炒）、当归、桂心、赤芍药等分，每以酒送服二钱，赶下恶物。

风热牙痛：用芸薹子、白芥子、茴香等分为末，吹鼻中。右侧痛，吹左；左侧痛，吹右。

芥

【气味】（茎、叶）辛、温、无毒。

【主治】牙龈肿烂：用芥菜秆烧存性，研为末，频敷患处即愈。

漆疮搔痒：用芥菜煎汤洗浴。

痔疮肿痛：用芥菜捣烂，做成饼，贴肿处，或坐在饼上。

芥子

【气味】辛、热、无毒。

【主治】感寒无汗：用水调芥子末填脐内，另以热物隔衣推熨，取汗为效。

中风口噤，舌缩：用芥菜籽一升研过，加醋二升煎成一升，敷颔颊部有效。

喉痹肿痛：用芥籽末，水调匀敷喉下，药干即换。

夜盲：用真紫芥菜籽炒黑，研为末，将羊肝一具分为八分，每分抹芥末三钱，包笋壳中，煮熟冷食，以汁送下。

眉毛不生：用芥菜籽、半夏等分为末，加生姜自然汁调匀，搽数次即生。

反胃吐食：用芥籽末一匙，酒送服，一天服三次。

腰脊胀痛：用芥籽末调酒敷贴。

一切痈肿：用猪胆汁调芥籽末贴上，一天换药三次，以狸油代胆汁亦可。

热毒瘰疬：用小芥籽末调醋敷贴，毒消停敷，否则伤肉。

白芥

【释名】胡芥、蜀芥。

【气味】（子）辛、温、无毒。

【主治】反胃上气：用白芥籽末一二钱，酒冲服。

热痰烦晕：用白芥籽、大戟、甘遂、芒硝、朱砂等分为末，加糊做成丸子，如梧子大。每服二十丸，姜汤送下。此方名“白芥丸”。

腹冷气起：用白芥籽一升微炒，研为末，加开水沁过的蒸饼做成丸子，如小豆大，每次姜汤送下十丸，甚效。

肿毒初起：用白芥籽为末，加醋调涂。

莱菔

【释名】芦葩、萝卜、紫花菘、温菘、土酥。

【气味】温、无毒：（根）辛、甘，（叶）辛、苦。

【主治】反胃：用蜂蜜煎萝卜细细嚼咽。

肺痿咳血：用萝卜和羊肉或鲫鱼煮熟，频食，有效。

鼻血不止：用萝卜捣汁半碗，加酒少许热服，并以汁注入鼻中。或先将酒煎开，加萝卜再煎，饮服。

噤口痢：用萝卜捣汁一小碗，加蜜一碗、水一碗同煎，早服一次，午服一次，晚用米汤送服阿胶丸百粒。如无萝卜，以子加水捣汁亦可。又方：加枯矾七分同煎。

又方：只用萝卜菜煎汤，每日饮服。

又方：用萝卜片不拘新旧，沾蜜噙口中，咽汁，味淡再换。如想进食，可喝一点肉粥。

大肠便血：用大萝卜皮烧存性，荷叶烧存性，蒲黄生用，等分为末，每服一钱，米汤送下。

沙石诸淋，疼不可忍：用萝卜切片泡蜜中，稍待即取出，炙干数次，不可过焦，细嚼后盐汤送下，日服三次，此方名“瞑眩膏”。

遍体浮肿：用萝卜、浮麦等分，泡汤饮服。

偏正头痛：用生萝卜汁一小杯，令病人侧卧，随头痛的左右侧注入鼻中，有特效。

满口烂疮：用萝卜自然汁频频漱口，吐去涎汁，甚效。

汤火伤：用生萝卜捣汁敷涂。

久嗽痰喘：用萝卜子（炒）、杏仁（去皮尖，炒），等分为末，加蒸饼做成丸子，如麻子大，每服三、五丸，时时噙咽。

便秘：用萝卜炒一合，加水捣烂，和皂荚末二钱服，即通。

牙齿疼痛：有萝卜子十四粒生研，以入乳调匀，左侧痛点右鼻，右侧痛点左鼻。

疮疹不出：用萝卜子生研为末，米汤送服二钱。

生姜

【气味】辛、微温、无毒。

【主治】疟疾寒热（脾胃聚痰，发为寒热）：用生姜四两，捣取自然汁一酒杯，露一夜。发病日五更饮服即可止疟，未止再服。

寒热痰嗽：初起时烧姜一块含咽。

霍乱转筋，入腹欲死：用生姜三两捣烂，加酒一升煮取三两，沸后服，同时以姜捣烂贴痛处。

胸胁满痛（心胸、胁下，硬痛胀满）：用生姜一斤，捣渣留汁，把渣炒热，包布中熨痛处。渣冷则加汁再次炒热，继续推熨。

大便不通：把生姜削成二寸左右的小条，涂盐插入肛门内即可通便。

湿热发黄：用生姜随时擦身，加茵陈蒿擦更好。

满口烂疮：用生姜自然汁频频漱吐。或用生姜研末搽疮亦可。

牙齿疼痛：用老生姜瓦焙，加枯矾末擦痛处。

中药毒：用生姜汁可解。

刀斧伤：用生姜嚼烂敷伤处。

闪扭手足：用生姜、葱白捣烂后和面炒热敷患处。

跌打损伤：用姜汁和酒调生面敷贴。

腋下狐臭：用姜汁涂搽，可断根。

赤白癜风：用生姜频擦。

两耳冻疮：用生姜自然汁熬膏涂搽。

诸毒痔漏，久不结痂：用生姜连皮切成大片，涂白矾末，炙焦研细，敷患处。

干姜

【释名】白姜

【气味】辛、温、无毒。

【主治】脾胃虚冷，吃不下饭：用白干姜在浆水中煮透，取出焙干捣为末，加陈米粥做成丸子，如梧子大，每服三十至五十丸，白开水送下，其效极验。

头晕吐逆：用干姜（炮）二钱半、甘草（炒）一钱二分，加水一碗半，煎至五成服下，有效。

水泻：用干姜（炮）研为末，稀饭送服二钱即愈。

血痢：用干姜烧存性，放冷研为末，每服一钱，米汤送下。极效。

脾寒疟疾：用干姜、高良姜等分为末，每服一钱，加水一碗，煎至七成服下。

又方：干姜炒黑为末临发病时，以温酒送服三钱。

咳嗽上气：用干姜（炮）、皂荚（炮，去皮、子及有蛀部分）、桂心（紫色，去皮），一起捣烂，筛过取等分，加炼蜜同调成丸子，如梧子大，每服三丸，水送下。咳嗽发时即服，一天服三至五次。禁食葱面油腥。有特效。

吐血不止：用干姜为末，童便调服。

赤眼涩痛：用白姜末，水调贴足心。

牙痛：用川姜（炮）、川椒，等分为末，敷搽患处。

痈疽初起：用干姜一两炒紫，研为末，醋调敷痈四周，留头。

瘰疬不收：用干姜为末，加姜汁调成糊，以黄丹为衣，每日随疮大小放药。若脓尽生肉合口，即可停药。如仍不愈，加葱白汁调大黄涂搽好愈。

【附】生姜是姜的新鲜根茎，干姜是姜的干燥根茎，干姜经过炮制，炒成外观黑色、内部老黄色，即为炮姜。

胡荽

【释名】香荽、胡菜、荽。

【气味】（根、叶）辛、温、微毒。

【主治】痘疹不快：用胡荽二两，切碎放入两碗酒中煎沸，盖严勿令漏气，待冷定后去渣，含酒轻喷病孩颈背直至两足，勿喷头面，令痘疹发出。

孩子丹：用胡荽捣汁涂搽。

产后无乳：用干胡荽煎汤饮服。

小便不通：用胡荽二两、葵根一把加水二升煎成一升，再加滑石末一两，分三、四次服下。

肛门脱出：用胡荽一升切碎，烧烟熏患处即入。

蛇虫蜇伤：用胡荽苗、合口椒等分，捣烂涂搽。

胡荽子

【气味】辛、酸、平、无毒。

【主治】痢及泻血：用胡荽子一合炒过，捣为末，每服二钱。赤痢以砂糖水送下，白痢以姜汤送下，泻血以开水送下，一天服药二次。

痔痛：以胡荽子炒为末，每服二钱，空腹服，温酒送下，数服见效。

牙齿疼痛：用胡荽子五升，加水五升煮取一升，含漱。

怀香

【释名】茴香、八角珠。

【气味】（子）辛、平、无毒。

【主治】大小便闭，鼓胀气促：用八角茴香七个、大麻半两，共研为末，加生葱白三至七根，同研煎汤，调五苓散末服下，一天服一次。

小便频数：把茴香（不定量）掏净，加少量盐，炒研为末，炙糯米糕蘸食。

肾虚腰痛：用茴香炒过研细，切开猪肾掺末入内，裹湿纸中煨熟，空腹服，盐酒送下。

疝气：用茴香炒过，分作二包，交替熨患处。

胁下刺痛：用茴香一两（炒）：枳壳五钱（麸炒），共研为末，每服二钱，盐酒调服。

蛇咬久溃：有茴香捣成末敷涂。

蕺

【释名】蕺菜、鱼腥草。

【气味】（叶）辛、微温、有小毒。

【主治】背疮热肿：用蕺菜捣汁涂，留孔以泄热毒。

痔疮肿痛：用鱼腥草一把，煎汤熏洗。洗后，以鱼腥草包敷患处。

疔疮作痛：用鱼腥草捣烂敷上。初敷一段时间，会感觉疼痛，须忍住，不可去药。痛后一二日即愈。

小儿脱肛：先以朴硝水洗过患处，然后把鱼腥草捣如泥，放芭蕉叶上，令病孩坐药，脱肛自入。

虫牙痛：用鱼腥草、花椒、菜籽油等分，捣匀加泥少许，和成小丸，如豆大。左牙痛，塞左耳，右牙痛，塞右耳；左右牙都痛时，不能同时塞两耳，须轮流换塞，否则有损听觉。

蛇虫咬伤：用鱼腥草、皱面草、槐树叶、草决明，一起捣烂敷涂。

【附方】鱼腥草具有良好的清热解毒用，是治痈肿的要药。近年临床上又用它来治大叶性肺炎、急性支气管炎及肠炎、腹泻尿路感染等疾患，颇有疗效。

翘摇

【释名】摇车、野蚕豆、小巢菜。

【气味】辛、平、无毒。

【主治】利五脏、明耳目、去热风、止热疟、活血平胃。

芋

【释名】土芝、蹲鸱。

【气味】（叶、茎）辛、冷、滑、无毒。

【主治】茎、叶敷疮肿、治蛇虫咬伤。

芋子

【气味】（芋子）辛、平、滑、有小毒。

【主治】芋子宽肠胃、疗烦热、破宿血、去死肌。

果 类

桃

【释名】桃枭：桃奴、枭景、神桃。

核仁

【气味】苦、甘、平、毒。

【主治】半身不遂：用桃仁二千七百枚，去皮尖用双仁，放好酒一斗三升中浸二十一天，取出晒干，捣细做成丸子，如梧子大，每服二十丸，以原酒送下。

上气咳嗽，胸满气喘：有桃仁三两去皮尖，加水一升研汁，和粳米二合煮粥食。

崩中漏下：用桃核烧存性，研为末，每服一匙，酒送下，一天服三次。

小儿耳：用桃仁炒后研细，棉裹塞耳内日日塞之。

风虫牙痛：用桃仁烧出烟火，然后吹灭，安放痛齿上咬住。如此五、六次即愈。

延年去风，令人光润：用桃仁五合去皮，用粳米饭浆同研，绞汁令尽，温温洗面极妙。

风劳毒肿挛痛，或牵引小腹及腰痛：桃仁一升去皮尖，炒令黑烟出，热研如脂膏，以酒三升搅和服，暖卧取汗。不过三度瘥。

疟疾寒热：桃仁一百枚去皮尖，乳钵内研成膏，不得犯生水，入黄丹三钱，丸梧子大，每服三丸，当发日面北温酒吞下。五月五日午时合之，忌鸡、犬、妇人。

骨蒸作热：桃仁一百二十枚，留尖去皮及双仁，杵为丸，平旦井花水顿服之。令尽量饮酒至醉，仍须任意吃水。隔日一剂。百日不得食肉。

卒得咳嗽：桃仁三升去皮杵，著器中密封，蒸熟晒干，绢袋盛，浸二斗酒中，七日可饮，日饮四五合。

尸疰鬼疰，乃五尸之一，又挟鬼邪为祟。其病变动，有三十六种至九十九种。大略使人寒热淋沥，沉沉默默，不知所苦而无处不恶。累年积月，以至于死，死后复传旁人（按：即肺结核）：急以桃仁五十枚研泥，水煮取四升，服之取吐。吐不尽，三四日再吐。

传尸鬼气，咳嗽痃注气，血气不通，日渐消瘦：桃仁一两去皮尖杵碎，水一升半煮汁，入米作粥，空腹食之。

鬼疰心痛：桃仁一合烂研，煎汤服之。

卒然心痛：桃仁七枚，去皮尖研烂，水一合服之。

人好魇寐：桃仁（炒去皮尖）三、七枚，以小便服之。

下部虫，病患齿龈无色，舌上白，喜睡愦愦不知痛痒处，或下痢，乃下部生虫食肛也：桃仁十五枚，苦酒二升，盐一合，煮六合服之。

妇人难产，数日不出：桃仁一个劈开，一片书可字，一片书出字，还合吞之即生。

桃仁煎：治妇人产后百病诸气；取桃仁一千二百枚，去皮、尖、双仁，熬捣极细，以清酒一斗半，研如麦粥法，纳小项瓷瓶中，面封，入汤中煮一伏时。每服一匙，温酒和服，日再。

产后身热如火，皮如粟粒者：桃仁研泥，同腊猪脂敷之，日日易之。

产后血闭：桃仁二十枚（去皮尖），藕一块，水煎服之良。

产后阴肿：桃仁，烧灰研末敷之。

妇人阴痒：桃仁杵烂，绵裹塞之。

男子阴肿作痒：用桃仁炒香为末，酒服方寸匕，日二。仍捣敷之。

如小儿卵：方同上。

小儿烂疮：初起肿浆似火疮，桃仁研烂敷之。

唇干裂痛：桃仁捣和猪脂敷。

大便不快，里急后重。用桃仁三两（去皮），吴茱萸二两，食盐一两，同炒熟，去盐、茱，每嚼桃仁五、七粒。

急劳咳嗽烦热。用桃仁三两（去皮尖），猪肝一枚，童子小便五升。同煮干，于木臼内捣烂，入蒸饼和，丸梧子大。每温水下三十丸。

冷劳减食，渐至黑瘦。用桃仁五百颗，吴茱萸三两，同入铁铛中，微火炒一炊久，将桃仁一颗去皮，看似微黄色即渐加火，待微烟出，即乘热收入新瓶内，浓纸封住，勿令泄气，每日空腹取桃仁二十粒去皮嚼之，以温酒下。至重者服五百粒愈。

预辟瘴疠：桃仁一斤，吴茱萸、青盐各四两，同炒熟，以新瓶密封一七，取出拣去茱、盐，将桃仁去皮尖，每嚼一二十枚。山居尤宜之。

桃枭（桃实在树上经冬不落者）

【气味】苦、微温、有小毒。

【主治】疟疾：用桃枭十四枚、巴豆七粒、黑豆一两，研匀，加冷水调成丸子，如梧子大，朱砂为衣。发病日五更服一丸，水送下。服药两次可愈。此方称“家宝通神丸”。

盗汗不止：有桃枭一个，霜梅二个，葱根七个，灯芯二根，陈皮一钱，稻根、大麦芽各一撮，加水两盅煎服。

桃花

【气味】苦、平、无毒。

【主治】大便艰难：用桃花为末，水送服一匙即通。

腰脊作痛：取桃花一斗一升，水二斗，曲六升，米六斗，如常法酿酒。每服一升，一天服三次。

粉刺：用桃花、丹砂各三两，共研为末，每服一钱，空腹服，水送下，一天服三次。

桃叶

【气味】苦、平、无毒。

【主治】二便不通：用桃圳捣汁半升服（冬季可用桃皮代叶）。

鼻内生疮：用桃叶嫩心捣烂塞鼻内。无叶可用枝代。

身面癣疮：用桃叶捣汁搽。

茎及白皮

（树皮、根皮皆可用，根皮更好）

【气味】苦、平、无毒。

【主治】黄疸：有筷子粗细的桃根一小把，切细，煎浓汤，空心一次服完。黄散后，可时时饮清酒一杯，则眼黄易散。忌食热面、猪、鱼等物。

肺热喘急：用桃皮、芫花各二升，加水四升煮成一升，将布巾绞药汁温胸口、四肢等处。

喉痹塞痛：用桃皮煮汁服。

突患瘰疬：取桃树白皮贴疮上，炙二七壮，有效。

热病口疮：用桃枝煎浓汁含漱。

痔痛：用桃根煎汤浸洗。

水肿气短：用桃皮三斤，去内外皮，加水二斗煮取一斗。以汁一半泡秫米一斗，加一半泡女曲一升，如常法酿酒。每服一合，一天服三次，以体中有热见药效。小便多，是病将愈的迹象。忌食生冷及一切毒物。

妇女闭经（数不通，面色萎黄，唇口青白，腹内成块，肚上筋起，腿胫浮肿）：用桃树根、牛蒡根、马鞭草根、牛膝、蓬各一斤，锉细，以水三斗煎成一斗去渣，更以慢煎成饧状收存，每服一匙，热酒调下。

牙疼颊肿：用桃白皮、柳白皮、槐白皮各等分，煎酒热漱，冷即吐去。

桃胶

（桃树茂盛时，以刀割树皮，久则有胶溢出，采收，以桑灰汤浸泡过，晒干备用）

【气味】苦、平、无毒。

【主治】虚热作渴：有弹丸大小桃胶一块含口中，止渴。

石淋：用桃木胶如枣大一块，夏以冷水三合，冬以开水三合调服。一天服三次，当有石排出。石尽即停药。

血淋：用桃胶（炒）、木通、石膏各一钱，加水一碗，煎至七成，饭后服。

产后不痢，里急后重：有桃胶（焙干）、沉香、蒲黄（炒）各等分，研为末，每服二钱，饭前服，米汤送下。

枸橼

【释名】香橼、佛手柑。

【气味】（皮瓤）辛、酸、无毒。

【主治】煮酒饮，治痰气咳嗽，煎汤，治心下气痛。

阿月浑子

【释名】胡榛子、无名子。

【气味】（仁）辛、温、涩、无毒。

【主治】腰冷，肾虚萎弱，止痢。木皮煎汁洗浴，可治阴囊湿痒。

秦椒

【释名】大椒、椒红（按椒红即椒的果壳）。

【气味】（椒红）辛、温、有毒。

【主治】饮少尿多：用秦椒、瓜蒂各二分，研为末，每服一匙，水送下，一天服三次。

手足心肿：用椒和盐末等分，醋调匀敷肿处。

久患口疮：秦椒去掉里面的籽粒，然后用水浸泡，以水煮粥，空腹服，再以饭压下。重者可多服几次，以愈为度。

牙齿风痛：用秦椒煎醋含漱。

蜀椒

【释名】巴椒、汉椒、川椒、南椒、点椒、花椒。

椒目

【气味】苦、寒、无毒。

【主治】水气肿满：用椒目炒捣成膏，每服一匙，酒送下。

崩中带上：用椒目炒过、碾细，每服一匙，温酒送下。

眼生黑花，年久不治：用椒目（炒）一两、苍术（炒）一两，共研为末，加醋、糊做成丸子，如梧子大。每服二十丸，醋汤送下。

椒红

【气味】辛、温、有毒。

【主治】元气伤损，目暗耳聋：有蜀椒，去目及合口者，炒出汗，晒干捣取椒红一斤，另用生地黄捣出自然汁，煎至一升，和椒末做丸了，如梧子大。每服三十丸，空腹服，温酒送下。

腹内虚冷：用生椒（去掉不开口的颗粒）四十粒，浸浆水中一宿，空腹服，水送上，久服暖脏腑，黑发明目。

寒湿脚气：用川椒二三升，装薄布囊中，每天在囊上踏脚，有效。

疮肿作痛：用生椒末、釜下土、荞麦粉等分为末，调醋敷涂。

手足皲痛：用椒四合水煮，去渣浸泡皲痛处，约过半餐饭时间，让痛处出水干燥。待一会，再次浸泡，等痛处出水干燥后，涂上猪、羊脑髓，很见效。

漆疮作痒：用川椒煎汤洗。

又方：凡经过正在涂漆的地方，嚼川椒涂鼻上，则不生漆疮。

久冷不痢（或不痢，只是腰腹冷）：用川椒三升，在醋中浸一夜，取出，用一升和曲三升拌做粥吃，三次愈。

风虫牙痛：用川椒红末，调水和白面做成丸子，如皂荚子大，烧热咬在患处，同次可愈。

一方：花椒四钱牙皂五十个、醋一碗，煎汁漱口。

痔漏脱肛：每日空腹嚼川椒一钱，凉水送下，三、五次即收。

肾风囊痒：用川椒、杏仁研膏，涂掌心，合阴囊而卧，甚效。

【附方】椒有小毒，不宜多吃，但日服少量，有益无害，而且轻身延年。

住在湿气重的地方，每日早上吞服七八粒，永无蛔虫寄生及寒湿痹痛等症。

这是命门气分的要药。

胡椒

【释名】味履支。

【气味】（实）辛、大温、无毒。

【主治】心腹冷痛：用胡菽二十粒，淡酒送服。

心下大痛者：用椒五十粒、乳香一钱，研匀，男用生姜汤、女用当归酒送下。

霍乱吐泻：用胡椒五十粒、绿豆一百五十粒，共研为末，每服一钱，木瓜汤送下。

反胃吐食：用胡椒在醋中泡过，取出晒干，反复七次，研为末，加酒、糊做成丸子，如梧子大，每服三四十丸，醋汤送下。

又方：用胡椒七钱半、煨姜一两，水煎，分二次服。

又方：用有椒、半夏（开水泡过），等分为末，加糊做成丸子，如梧子大，每服三十丸，姜汤送下。

赤白痢：用胡椒、绿豆、各依病人一岁用粒，共研为末，加糊做成丸子，如梧子大。赤痢用生姜汤，白痢用米汤送下。

大小便闭：用胡椒二十粒打碎，加水一碗煎至六成，去渣添入芒硝半两，煎化后服下。

两胁积块，气逆喘急，日景成痈：用胡椒二百五十粒、蝎尾四个、生木香二钱半，共研末，加粟米饭做成丸子，如绿豆在，每服二十丸，橘皮汤送下。此主名“磨积丸”。

惊风，眼珠内钓：用胡椒、木鳖子仁，等分为末，加醋调黑豆末，共捣为丸，如绿豆大，每服三四十丸，荆芥汤送下。

伤寒咳逆，日夜不止：用胡椒三十粒（打碎）、麝香半钱，加酒一杯，煎成半杯，热服。

风虫牙痛：用胡椒、荜茇，等分为末，加蜡做成丸子，如麻子大，每用一丸，塞蛀孔中。

又方：用胡椒九粒、绿豆十一粒，布裹捶碎，棉裹一粒，放在患处咬定，涎出吐去，即愈。

妇女血崩：用胡椒、紫檀香、郁金、茜根、小蘖皮，等分为末，加水做成丸子，如梧子大，每服二十丸，阿胶汤送下。

沙淋、石淋：用胡椒、朴硝，等分末。每服二钱，开水送下，一天服二次。此方名“二拗散”。

【附方】胡椒的功用是温中、散寒。吃少量能增进食欲，大量则刺激胃黏膜，引起充血性炎症。

据李时珍的亲身体验，常食胡椒，能使眼睛昏涩。

荜澄茄

【释名】毗陵茄子。

【气味】（实）辛、温、无毒。

【主治】脾胃虚弱：用毕澄茄为末，加姜汁、神曲、面糊做成丸子，如梧子大，每服七十丸，姜汤送下。一天服二次。

伤寒咳逆，呃噫日夜不定：用毕澄茄、高良姜各等分，共研为末，每服二钱，加水六分，煮开几次后再加醋少许服下。

反胃，吐黑汁：用毕澄茄研末，加米糊做成丸子，如梧子大，每服三四十丸，姜汤送下。愈后，再服平胃散三百剂。久病者亦可不发。

吴茱萸

【气味】辛、温、有小毒。

【主治】中风（口角偏斜，不能语言）。用茱萸一升、姜豉三升、清酒五升，合煎开数次，冷后每服半升，一天服三次。微汗即愈。

全身发痒：用茱萸一升，加酒五升，煮成一升半，乘温擦洗，痒即停止。

冬月感寒：用吴茱萸五钱煎汤服，以出汗为度。

呕吐、胸满、头痛：用茱萸一升、枣二十枚、生姜一两、人参一两，加水五升煎成三升，每服七合，一天服二次，此方名“吴茱萸汤”。

心腹冷痛：用吴茱萸五合，加酒三升煮开，分三次服。

小肠疝气（偏坠疼痛，睾丸肿硬，阴部湿痒）：用吴茱萸（去梗）一斤，分作四份，四两泡酒，四两泡醋，四两泡开水，四两泡童便，经一夜后，都取出焙干，加泽泻二两，共研为末，以酒和粉调成丸子，如梧子大，每服五十丸，空腹服，盐汤或酒送下。此方名“夺命丹”，亦名“星斗丸”。

妇女阴寒，久不受孕：用吴茱萸、川椒各一升，共研为末，加炼蜜做丸子，如弹子大，裹棉肉纳入阴道中，令子宫开即可受孕。

胃气虚冷，口吐酸水：用吴茱萸在开水中泡七次，取出焙干，加干姜(炮)，等分为末，每服一钱，热汤送下。

转筋入腹：用茱萸（炒）二两，加酒二碗，煎成一碗，分二次服，得泻即愈。

老人多年水泄：用吴茱萸三钱，泡过，取出，加水煎嗔，放一点盐后服下。

赤白痢（脾胃受湿，下痢腹痛，米谷不化）：用吴茱萸、黄连、白芍药各一两，同炒为末，加蒸饼做成丸子，如梧子大，每服二三十丸，米汤送下。此方名“戊己丸”。

又方：用川黄连二峡谷、吴茱萸二两（汤沁七次），同炒香，分别研为末，各与粟米饭做成丸子，如梧子大，收存备用。每服三十丸。赤痢，以甘草汤送服黄连丸；白痢，以干姜汤送服茱萸丸；赤白痢，两丸各用十五粒，米汤送下。此方名“变通丸”。

又方：用吴茱萸二两、黄连二两，同炒香，各自为末。以百草霜二两，加饭同黄连做成丸子；以白芍药末二两，加饭同茱萸做成丸子，各如梧子大，收存备用。每服五十丸。赤痢，以乌梅汤送服连霜丸；白痢，以米汤送服茱芍丸；赤白痢，两种药丸各服二十五粒。此方名“二色丸”。

腹中积块：用茱萸一升捣烂，和酒同煮，取出包软布中熨积块处，冷则炒热再熨。块如移动，熨也移动，直至积块消除。

牙齿疼痛：用茱萸煎酒含漱。

老小风疹：用茱萸煎酒涂搽。

痈疽发背：用吴茱萸一升捣为末，加苦酒调涂布上贴患处。

寒热怪病（发寒发热不止，几天后四肢坚硬如石，敲起来发铜器声，日渐瘦弱）：用茱萸、木香等分，煎激发服。

【附方】吴茱萸的功效是温中、散寒、下气、开郁。近年来临床实际上践，亦用本品治蛲虫病。临床实践学认为吴茱萸有明显的止痛、止呕作用。

谷　类

稷（小米）

【释名】粢。

【气味】甘、寒、无毒。

【主治】补中益气：用羊肉一脚，熬汤，加稷米、葱、盐，煮粥吃。

背痈：用稷米粉熬黑，加鸡蛋白调匀，涂布上，剪孔贴患处，药干即换。极效。

心气痛：用稷根煎汤温服。

难产：用稷根阴干，烧存性，研为末，以酒冲服二钱。

扁豆

【释名】沿篱豆、蛾眉豆。其种子有黑、白两种，白者温而黑者稍冷。入药用白扁豆。

白扁豆

【气味】甘、微温、无毒

【主治】霍乱吐利：用扁豆、香薷各一升，加水六升煮成二升，分次服。

赤白带下：用白扁豆炒为末，每服二钱，米汤送下。

堕胎中毒（妊妇服草药堕胎，引起腹痛）：用生白扁豆，去皮，研为末，米汤送服一匙。

中砒霜毒：用白扁豆生研，加水绞取汁饮服。

扁豆花

【主治】血崩不止：用白扁豆花焙干为末。每服二钱，空腹服，炒米煮汤加盐少许送下。

泄痢：用白扁豆花焙（正开放者），择取洁净的，勿以水洗，只以滚水烫过后，即和猪脊肉一条、葱一根、胡椒七粒，加酱汁一起拌匀，将烫花的水和面，包成小馄饨，炙熟食下。

豌豆

【释名】胡豆、戎菽、回鹘豆、毕豆、青小豆、青斑豆、麻累。

【气味】甘、微辛、平、无毒。

【主治】消渴、吐逆，止泄痢，利小便，不乳汁，消痈肿痘疮。

蚕豆

【释名】胡豆。

【气味】甘、微辛、平、无毒。

【主治】快胃，和脏腑。

神曲

【气味】甘、辛、温、无毒。

【主治】脾胃虚弱（胸膈痞闷，腹胁膨胀，消化不良，食减贪睡）：用神曲六两、麦蘖（炒）三两、干姜（炮）四两、乌梅肉（焙）四两，共研为末，加蜜调成丸子，如梧子大。每服五十丸。米汤送下，一天服三次。

虚寒反胃：治方同上。

暴泄不止：用神曲（炒）二两、蒜萸（汤泡，炒）半两，共研为末，加醋、糊做成丸子，如梧子大。每服五十丸，米汤送下。

产后晕厥：用神曲炒为末，水冲服一匙。

食积心痛：用陈神曲一块，烧红，淬酒二碗饮服。

酒

米酒

【气味】苦、甘、辛、大热、有毒。

【主治】米酒：行药势，通血脉，润皮肤，散湿气，除风下气，解马肉、桐油毒。

愈疟酒：治诸疟疾，频频温饮。

五加皮酒：支闰切风湿痿痹，壮筋骨，填精髓

薏苡仁酒：去风湿，强筋骨，健脾胃。

五加皮酒：去一切风湿痿痹，壮筋骨，填精髓

女贞皮酒：治风虚，补腰膝。

地黄酒：补虚弱，壮筋骨，通血脉，台腹痛，变白发。

当归酒；和血脉，坚筋骨，止诸痛，调经水。

菖蒲酒：治风痹，通血脉，疗骨痿。

枸杞酒：补虚弱，益精气，去冷风，壮阳道，止目泪，健腰脚。

人参酒：补中益气，通治诸虚。

茯苓酒：治头风虚眩，暖腰膝，主五劳七作伤。

桑葚酒：补五脏，明耳目，治水肿。

蜜酒：治风疹、风癣。

蓼酒：久服聪耳明目、脾胃健壮。

姜酒：澡贪苋、发热、心腹冷痛。

葱豉酒：解烦热，补虚劳，治伤寒头痛寒热及冷痢肠痛，解肌发汗。

茴香酒：治肾气痛、扁坠牵引及心腹痛。

缩砂酒：消食、和中、下气，治心腹痛。

茵陈酒：治风疾、筋骨挛急。

百部酒：治一世新旧咳嗽。

海藻酒：治瘿气。

松节酒：治冷风虚弱、筋骨挛痛、脚气缓痹。

竹叶酒：治诸风热病。

麻仁酒：治骨髓风毒痛、脚气缓痹。

红曲酒：治腹中及产后瘀血。

花蛇酒：治诸风顽痹、瘫痪挛急、恶疮疥癣。

蝮蛇酒：治恶疮诸瘘、恶风顽痹癫疾。

豆淋酒：破血去风，治男子中风口歪、阴毒腹痛及小便尿血。亦治妇女产后一切中风疾病。

虎骨酒：治臂胫疼痛、历节风、肾虚、膀胱寒痛。

鹿茸酒：澡阳虚痿弱、小便频数、劳损诸虚。

烧酒

【释名】火酒、阿剌吉酒。

【气味】辛、甘、大热、有大毒。

【主治】消冷积寒气，燥湿痰，开郁结，止水泄；治霍乱疟疾噎膈、心腹冷痛、阴毒欲死；杀虫辟瘴，利小便，坚大便，洗赤目肿痛，有效。

糟

【释名】名粕。

酒糟

【气味】甘、辛、无毒。

【主治】手足皲裂：用酒糟、狸油、姜汁盐等分，研烂，炒热搽患处裂肉甚痛，但不久即合口，再搽数次，冻伤即愈。

鹤膝风：用酒糟四两、肥皂荚一个（去子）、芒硝一两、五味子一两、砂糖一两、姜汁半瓶，研匀，每日涂搽。加一点烧酒更好。

打伤青肿：用湿纸铺伤处。纸上厚摊一块捣烂的酒糟（先烧过），过一阵，痛处如蚁行，热气上升，肿即消散。

大麦醋糟

【气味】酸、微寒、无毒。

【主治】气滞风雍、手背脚膝痛。炒热布裹熨，三、两换可愈。

干饧糟

【气味】甘、温、无毒。

【主治】反胃、呕吐不止：用干饧糟六两、生姜四两，是捣作饼，或焙或晒，加炙甘草末二两，盐少许，煎汤服下。此方“甘露汤”。

脾胃虚弱：用平胃散一斤加干饧糟（炒）二斤半、生姜一斤半、红枣三百个（煮取肉，焙干），一起研为末，逐日煎汤服。

肉　　类

鸡

【释名】烛夜。

白雄鸡肉

【气味】甘、微温、无毒。

【主治】精神狂乱：用白雄鸡一只，煮以五味，和作羹粥吃。又方：用白雄驻只，如常法洗治，加入珍珠四两、薤白四两，再加水三升，煮成二升，食鸡饮汁。

突然心痛：用白雄鸡一只，治洗干净，加水三升，煮至二升，去鸡，煎至六合，加苦酒六合、珍珠一钱，再煎至六合，投入麝香约两颗豆大的量。一次服完。

赤白痢下：用白雄鸡一只作汤及馄饨吃，食前须空腹。

突然咳嗽：用白雄鸡一只，加苦酒一斗，煮成三升，分三次服，并淡食鸡。

水气浮肿：用小豆一升、雄鸡一只（治洗干净），加水三斗，煮熟吃下，将汤喝完。

乌雄鸡肉

【气味】甘、微温、无毒。

【主治】反胃吐食：用乌雄鸡一只，如常法治净，鸡腹内放入胡荽子斤，烹食。吃过两只，即见疗效。

肾虚耳聋：用雄鸡一保，治净，加酒三升煮熟，乘热吃上。食地视而不见、五只，可以见效。

乌雌鸡肉

【气味】甘、平、无毒。

【主治】中同舌强，不能方语，目睛不转：用乌雌鸡一只，治净，加酒五升，煮成二升，去渣，分三次服，同时吃葱姜粥，吃后须暖卧发汗。

虚损积劳（身体久虚或大病后出现盗汗、气喘、心悸、胃弱、多卧少起等病象）：用乌雌鸡一只，治净，以生地黄一斤（切细）、饴糖一斤，放入鸡腹内，扎定，装铜器中，用甑蒸熟，食鸡饮汁，勿用盐。一月照此法吃鸡一次，极效。

黄雌鸡肉

【气味】甘、酸、温、平、无毒。

【主治】水癖水肿：用黄雌鸡一只，治净，和赤小豆一升，同煮汁饮。白天饮二次，夜间饮一次。

流行性发黄病：和黄雌鸡一只，治净，煮熟吃下，并尽量饮叶，至多吃鸡两只即愈。鸡汤中放少许盐、豉亦可

脾虚滑痢：用黄雌鸡一保，炙过，以盐、醋涂上，煮熟吃下。

脾胃弱乏，人萎黄瘦：同黄雌鸡肉五两、白面七两，切肉馄饨，下五味煮熟，空腹吃。每天一次。

乌骨鸡

【气味】甘、平、无毒。

【主治】赤白带下：用乌骨鸡一只，治净，在鸡腹中装入白果、莲肉、江米各五钱，胡椒一钱，均研为末，煮熟，空腹吃下。

遗精白浊：治方同上。

脾虚滑泄：用乌骨母鸡一只，治净，在鸡腹内装入豆蔻一两、苹果二枚（烧存性），扎定煮熟，空腹吃下。

鸡冠血

【气味】咸、平、无毒。

【主治】涂颊治口歪不正，涂诸疮癣、虫伤。

鸡血

【气味】咸、平、无毒。

【主治】安神定心，解虫毒，治筋骨折伤、白癜风、疬疡风。

肝

【气味】甘、苦、温、无毒。

【主治】阳痿：用雄鸡肝三具，菟丝子一升，共研为末，加雀卵和成丸子，如梧子大。每服一百丸，酒送下。一天服二次。

睡中遗尿：用乌鸡肝一具，切细，以豉和米煮鸡肝成粥吃下。

肝虚目暗：用乌雄鸡肝、桂心等分，捣烂做成丸子，如小豆大。每服一丸，米汤送下。一天服三闪，治遗精病，可用上方加龙骨。

胆

【气味】苦、微、寒、无毒。

【主治】沙石淋沥：用干雄鸡胆半两、鸡屎白（炒）一两，研匀温酒服一钱。至小便通畅为止。

眼热流泪：用五倍子、蔓荆子煎汤洗眼，洗后用雄鸡胆点上。

嗉囊

【主治】小便不禁及气噎食不消。

鸡内金

【气味】甘、平、无毒。

【主治】遗尿：用鸡肶一具，连鸡肠烧存性，酒送服。男用雌鸡。女用雄鸡。

小便淋沥：用鸡内金五钱，阴干，烧存性，开水送服。

反胃吐食：用鸡肫一具，烧存性，酒调服。男用雌鸡，女用雄鸡。

噤口痢疾：用鸡内金焙过，研为末，乳汁送服。

喉闭乳蛾：用鸡内金阴干（有须洗过），烧成末，以竹管吹入喉部，蛾破即愈。

一切口疮：用鸡内金烧灰敷涂。

脚胫生疮：用鸡内金洗净贴上，一天换一次，十天病愈。

鸡屎白

【气味】微寒、无毒。

【主治】心腹鼓胀，小便短涩：用冬季干鸡屎白半斤，放入新酒一斗中泡七天后，每次温服三杯。一天服三次，此方名“鸡尿醴”。又方用鸡屎、桃仁、大黄各一钱，水煎服

又方：用鸡屎炒过。研为末，滚水淋取汁，调木香、槟榔末二钱服。

又方：用鸡屎、川芎，等分为末，加酒、糊做成丸子，服适量。

一切肿胀（肚腹、四肢肿胀，鼓胀、气胀、水胀、湿等）：用干鸡屎一升，加新酒（末过滤者）三碗，煮成一碗，滤汁饮服。不久，有小排出，先从脚下消肿。如水末消尽，隔日再照样治疗，另用田螺三个，滚酒煮食。再吃白粥调理身体。

食米成瘕（好吃生米，口吐清水）：用鸡屎同白米等分，合炒为末，水调服。用米形物吐即愈。

石淋疼痛：用鸡屎白晒至半干，炒为末，每服一匙，本乡浆送下。一天服二次。

中风寒痹，口噤，不各人事：用鸡屎白后升，炒黄，加酒三升，搅令澄清后饮服。

产后中风，口噤，抽筋：角弓的张。用黑豆二升半，同鸡屎白一升炒熟，加入清酒一升半，再加竹沥，饮服。令发汗。

喉痹肿痛：用鸡屎白含中，咽汁。

牙齿疼痛：用鸡屎白烧末，棉裹，放痛和咬住，即愈。

鼻血不止：取鸡屎的白色部分烧灰吹入鼻中。

面目黄疸：用鸡屎白、小豆秫米各二分共研为末，分作三服，水送下，当有黄汁排出。

乳痈：用鸡屎白炒过，研为末，酒送服一匙，三服可愈。

瘰疬瘘疮：用雄鸡屎烧灰。调猪油涂搽。

鸡蛋

【气味】甘、平、无毒。

【主治】伤寒发狂，热极烦躁，吞生鸡蛋一枚，有效。

身体发黄：用鸡蛋一枚，连壳烧成灰。研细，加醋一合，温服。服三次，有特效。

身面肿满：用鸡蛋黄白相和，涂搽肿处，干了再涂。

产后血多：用乌鸡蛋三枚、醋半升、酒二升，搅匀，煮成一升，分四次服下。

妇女白带：用酒及艾叶煮鸡蛋。每天取食。

身体发热：用鸡蛋三枚、白蜜一勺，和匀服下，不拘大人或小孩都有效。

鸡蛋白

【气味】甘、微寒、无毒。

【主治】赤白痢：用生鸡蛋一个，取白摊纸上，晒干，折出四层，包乌梅十个，烧存性，冷定后研为末，加水银粉少许。大人分二次服，小孩分三次服，空腹服，水送下。如只微泻，即不须再服药。

蛔虫攻心，口吐清水：用鸡蛋白和漆调匀舌下，虫即引出。

汤火烧灼：用鸡蛋白和酒调匀，敷于痛处，忌发物。

鸡蛋黄

【气味】甘、温、无毒。

【主治】赤白痢：用鸡蛋一个，留黄去白，加胡椒粉令满壳，烧存性，酒送服一匙。

小儿疾：用鸡蛋黄和乳汁搅服。

小儿头疮：取熟鸡蛋黄，炒令油出，调麻油、腻粉涂搽。

消灭瘢痕：用鸡蛋五、七枚煮熟。取黄炒黑，一天涂三次，直至瘢痕消灭。

鸡蛋壳

【主治】小便不通：用蛋壳、海蛤、滑石等分为末，每服半钱，米汤送下。一天服三次，

头疮白秃：用鸡蛋壳七个，炒过，研为末，调油敷涂。

头上软疖：用孵出小鸡后的蛋壳，烧存性，研为末，加轻粉少许，清油调敷。

阴茎生疮：用鸡蛋壳炒过，研为末，调油敷涂。

肾囊痈疮：用孵出小鸡后的蛋壳、黄连、轻粉，等分为末，以炼过香油调匀敷涂。

马

马肉

【气味】辛、苦、冷、有毒。

【主治】除热，下气，长筋骨，强腰脊，治寒热痿痹。

煮汁，洗治头疮白秃及豌豆疮毒。

白马尿

【气味】辛、微寒、有毒。

【主治】妇女乳肿：用马尿涂搽，立愈。

痞块心痛：用僵蚕末二钱，白马尿调服。同时也调敷痛处。

白马通（白马屎）

【气味】微温、无毒。

【主治】吐血不止：用白马通烧过，加水研细，绞汁一升饮服。

久痢赤白：用马屎一丸，烧灰，水送服。

搅肠沙痛：用马屎研汁饮服，立愈。

多年恶疮：用马屎及马牙，同研烂敷上，数次即愈。

冻指欲堕：用马屎煮水久泡冻处即愈。

兔

【释名】明。

兔肉

【气味】辛、平、无毒。

【主治】凉血，解热毒，利大肠。

兔血

【气味】咸、寒、无毒。

【主治】凉血活血，解胎中热毒。催生易产。

兔屎（明月砂、玩月砂、兔蕈）

【气味】咸、寒、无毒。

【主治】大小便秘：用明月砂一匙安脐中，冷水滴透，自通。

痘疮入目生翳：用明月砂晒干，研为末。每服一钱，茶送下。

月食耳疮：有明月砂放入蛤蟆腹中，同烧为末，敷患处。

第六节　咸味药食

菜　　类

霍菜

霍菜《本草纲目》菜部没有记载，查到的资料如下解释：毛诗传曰：藿犹苗也。李善引说文作豆之叶。《广雅·释草》：豆角谓之荚，其叶谓之藿。《庄子·庚桑楚》：奔蝉不能化藿蠋。注：藿食（以豆叶为食物，指吃的东西很粗劣。古代常以藿食者指平民，而以肉食者指贵族）；藿羹（豆叶煮成的菜羹。指古代平民吃的粗菜）；藿蠋（生长在豆叶中的大青虫）。

绿豆叶

【性味】《本草汇言》：味苦，气寒，无毒。

【主治】治吐泻，斑疹，疔疮，疥癣。

1.《开宝本草》：霍乱吐下，绞汁和醋少许，温服。

2.《本草汇言》：治疔毒、瘢疹，金、石、丹、火诸毒及霍乱吐下，并绞汁，和温汤饮之。

【用法用量】内服：捣汁，0.5～1两。外用：捣烂布包擦。

【附方】治风癣干疥：绿豆叶，捣烂，和米醋少许，用旧帛擦之。（《本草汇言》）

【功效分类】清热解毒药；清热燥湿药

石花菜

【释名】琼枝，并以形名之。

【气味】甘、咸、大寒、滑、无毒。

【主治】去上焦浮热，发下部虚寒。

果类

栗

【气味】（实）咸、温、无毒。

【主治】腰脚无力：取风干的生栗，每晨吃十多粒，再吃猪肾煮粥，必渐转健。

小儿干疮：生嚼栗子敷涂。

小儿口疮：每日吃煮熟大栗，甚效。

鼻血不止：用大栗七枚，刺破，连皮烧存性，待火毒出尽，加麝香少许研匀，每服二钱，温水送下。

刀斧伤：用大栗研烂敷上。

谷类

粟

【释名】黄黏米

粟米

【气味】咸、微寒、无毒。

【主治】胃热消渴：用陈粟米煮饭吃。

反胃吐食（脾胃气弱，食不消化）：用粟米半升，捣成粉，加水做成丸子，如梧子大，取七枚煮熟，放一点盐，连汁吞服，或加少许醋吞下。

鼻血不止：用粟米粉小煮服。

烫伤：用粟米焦，投不中，澄取汁，浓煎如糖，频搽伤上，能止痛，灭瘢痕。

又方：粟米，半生半炒，研为末，酒调敷伤处。

粟泔汁

【主治】眼热赤肿：用粟泔汁（淘粟水）发酸的沉淀，加生地黄等分，研匀摊天布上，方圆约二寸，贴目上熨热。药干即换。

疳疮月食：用粟泔汁沉淀敷涂。

大麦

【释名】牟麦。

【气味】咸、温、微寒、无毒。

【主治】食饱烦胀：用大麦面熬香，每服一匙，开水送下。

蠼螋尿疮：用大麦嚼敷，一天三次。

汤火伤：用大麦炒黑，研为末，搽伤处。

小便不通：用陈大麦秸煎浓汁一次服。

黑大豆

【释名】菽：角名荚，叶名藿，茎名萁。

【气味】甘、平、无毒。

【主治】中风口歪：用大豆三升炒熟，至微烟出，放入瓶中，泡酒五升，经过一天以上，服酒一升，厚盖被令稍稍出汗。

如已噤口，可加独活半斤，微微捶破同泡酒中。

产后亦宜照此服药以防风气，又消结血。

热毒攻眼，红痛、脸肿：用黑豆一升，分作十袋，沸汤中蒸过，交替着熨患处。

身面浮肿：用乌豆一升，加水五升煮成三升，再加酒五升，又煮成三升，分三次温服。不愈再服。

又方：用乌豆煮至皮干，研为末，每服二钱，米汤送下。

腹中痞硬：用大豆半升、生姜作分，加水三升，煎成一升，一次服下。

水痢不止：用大豆一升（炒过）、白术半两，共研为末，每服三钱，米汤送下。

男子便血：用黑豆一升，炒焦，研为末，热酒淋过，去豆饮酒，极效。

一切下血：用黑豆在皂角汤中微浸，炒熟去皮，研为末，加炼猪油和成丸子，如梧子大。每服三十丸，陈米汤送下。

折伤、堕坠、瘀血在腹：用大豆五升，加水一斗，煮汁成二升，一次服完，三服可愈。

牙齿疼痛：用黑豆煮酒，频频漱口。

胞衣不下：用大豆半升，加醇酒三升，煮成一升半，分三次服。

大豆皮

【主治】生用，治痘疮目翳；嚼烂，敷小儿尿灰疮。

豇豆

【气味】甘、咸、平、无毒。

【主治】理中无益气，补肾健胃。治吐逆泄痢、小便频数。

白豆

【释名】饭豆、眉豆、白目豆、甘豆

【气味】甘咸，平、无毒。

【主治】调中益气，健脾益肾。

豆腐

【气味】甘、咸、寒、有小毒。

【主治】和脾胃、消胀满、下大肠浊气、清热散血。

酱

【气味】咸、冷利、无毒。

【主治】汤火伤：用酱涂。

中砒毒：用酱调水服。

妊娠下血：用酱二升，去汁取豆，炒过，研为末，每服一匙，酒送下，一天服三次。

妊娠尿血：用豆酱一大碗，熬干，加生地黄二两，研为末，每服二钱，米汤送下。

疬疡：用酱清调石硫黄细末，每日涂搽。

肉 类

豕

【释名】猪、豚、加（指公猪）、志（指母猪）。

母猪蹄

【气味】甘、咸、小寒、无毒。

【主治】妇女无乳：用母猪蹄一具，加水二斗煮成五、六升饮服。或加通草六分亦可。

又方：用母猪蹄四枚，加水二斗，煮成一斗，放入土瓜根、通草、漏芦各三两，再煮至六升，去渣加葱、豉作粥或汤吃，如身觉热并有微汗即为有效。乳若不通，可再次服药。

痈疽发背：用母猪蹄一双、通草六分，棉裹煮汤吃。

猪胆

【气味】苦、寒、无毒。

【主治】时泻时止，久而不愈：用黄连末、黄柏末各一两，以猪胆煮熟，和末为丸，如绿豆大，每取适量，米汤送服。此方名“二圣丸”

赤白痢：腊月收集猪胆百个，都装入黑豆，加麝香少许，阴干，每取五、七粒，研为末，生姜汤调服。

小便不通：用猪胆一个，热酒和服。

消渴不通：用雄猪胆五个、天花粉一两，同煎，调成丸子，如芡子大，每取二丸，含中咽汁，一天二次。

疔疮恶肿：用猪胆风干，和生葱捣烂，敷患处

目翳、目盲：取猪用文火煎稠，调成丸子，如黍米大，每纳一粒放眼中，有效。

目赤肿痛：用猪胆汁一枚，和盐碌五分点眼。

汤火伤疮：用猪胆调黄柏末涂搽。

猪肚（即猪胃）

【气味】甘、微温、无毒。

猪脬（猪膀胱，俗称猪尿胞）

【气味】甘、咸、寒、无毒。

【主治】梦中遗尿：用猪脬洗净，炙过吃下。

产后遗尿：用猪脬、猪肚各一个，以糯米半升放入脬内，然后将脬放入肚内，加五味煮食。

疝气坠痛：用猪脬一个，洗净，放入小茄香、大茴香、破故纸、川栋子等分，将脬填满，再加青盐一块，扎定酒煮熟，吃脬留药。药再焙过，捣丸服下。

阴茎生疮：用猪脬一个连尿去一半留一半，在煅红的砖上焙干，研为末，加入黄丹一钱，调匀敷疮上，三五次即愈。敷药前，患处须用葱椒汤洗净。

猪胰

【气味】甘、平、微毒。

【主治】肺气咳嗽：用猪胰一具，苦酒煮食，不过二服可见效。

拔去去翳：用猪胰子五钱、蕤仁五分、青盐一钱，共捣为泥，每取少许点眼，取下翳膜为效。

赤白癜风：用猪胰一具，酒浸一时，饭上蒸熟吃下，不过十具即见效。

手足皲裂：用酒泡猪胰洗擦。

猪肾（猪腰子）

【气味】咸、冷、无毒。

【主治】肾虚遗精：用猪肾一枚，切开去膜，填入附子末一钱，湿纸裹好煨熟，空心吃下，并饮酒一杯，不过三五服，即见效。

肾虚阳痿：用阉猪肾一对切片，同枸杞叶半斤，加豉汁一碗，椒、盐适量，一起煮汤吃。

肾虚腰痛：用猪腰子一个切片，以椒、盐淹去腥水，加杜仲末三钱，包在荷叶中煨，食之酒送下。

老人耳聋：用猪肾一对，去膜切小，以粳米二合、葱白二根、薤白七根、人参二分、防风一分，同煮粥吃。

突患肿满：用猪肾破开，填入甘遂末一钱，纸裹好，煨熟吃下。以小便通畅为效，否则须再服。

突然咳嗽：用猪肾二枚、干姜三两，加水七升，煮至二升，饮服取汗。

久泄不止：用猪肾一个破开，加放骨碎补末，煨熟吃下。极效。

赤白痢，腰痛：用猪肾二枚研烂，加入陈皮、椒、酱作馄饨，空腹时吃下。

赤白带：常用猪肾炙食。

崩中漏下：治方同上。

产后虚汗、发热、肢体疼痛（此病亦名蓐劳）：用猪肾一对切小，水三升，粳米半合，加椒、盐、葱白煮粥吃。

又方：用猪肾同葱、豉一起作汤吃。

猪肝

【气味】苦、温、无毒。

【主治】休息痢：用阉猪肝一具切成片，杏仁（炒）一两，同放入锅内，加童便二升，文火煎干取食，一天食一次。

浮肿胀满：用猪肝一具，洗净切小，加葱、豉、姜、椒、炙食或煮汤吃。

水肿尿涩：取猪肝三块、绿豆四撮、陈仓米一合，同水煮粥吃，毒从小便排出。

肝热目赤：用猪肝一具，切薄，水洗净，调五味吃。

打击青肿：炙猪肝贴痛处。

猪油

【气味】甘、微寒、无毒。

【主治】赤白带：炼猪油三合、酒五合，煎开，一次服下。

大小便不通：用猪油、姜汁各二升，微火上煎至二升，加酒五合同煎，分次服。

上气咳嗽：用猪油四两，煮开多次，切小，和酱醋吃下。

手足皲破：用猪脂化热酒中擦洗。

口疮塞咽：用猪油、白蜜各一斤，黄连末一两，合煎取汁煎浓，每服枣大一团，一天服五次。

瘰疬：用猪油淹生地黄，煮开六、七次，涂患处。

加猪肉

【气味】酸、冷、无毒（一般猪肉：苦、微寒、有小毒）

【主治】小儿刮肠痢疾（噤口闭目）：用精猪肉一两，切片炙香，以腻粉末半钱铺上令食，或闻香味，即可进食。

上气咳嗽：用猪肉切成短条，猪油煎熟吃下。

破伤风肿：取新杀的猪肉，乘热割下小片贴患处。连换三片，即可消肿。

打伤青肿：炙猪肉贴上。

狗宝

【气味】甘、咸、平，有小毒。

【主治】噎食病（数月不愈）：用狗宝研为末，每取一争，加威灵仙二两、盐二钱，共捣如泥，再加浆水一杯搅匀，去渣饮服。一天服二次，不过三日可愈。愈后服补剂。

痈疽发背，壮热烦渴：用狗宝一两，腊月黑狗胆、腊月鲤鱼胆各一枚，蟾酥二钱，蜈蚣（炙）七条，硇砂、乳香、没药、轻粉、雄黄、乌金石一钱，粉霜三钱，麝香一分，共研为末，以人乳一合，黄蜡三钱，和各药熬膏做成丸子，如绿豆大每服一至三丸，用白丁香七枚研调，水送服，暖卧，汗出为工，三服见效，后吃白粥补身体。此方名“狗宝丸”。

反胃膈气：用硫黄、水银各一钱，同炒成金色，加狗宝末三钱、鸡蛋白一份，一起搅匀，纸封泥固煨半日，取出研细，每取五分，烧酒调服，不过三服，见效。

【附】考释狗宝为犬科动物犬胃、胆囊、肾脏及膀胱中的结石，可入药。

狗宝多呈圆球状或椭圆球状，一般直径 1 ~ 5 厘米，表面呈灰白色或灰黑色，略有光泽，并有多个类圆形突起。

质地坚重细腻，指甲一划可见划痕。

断面为白色或牙白色，呈同心环状层纹，近中心部较疏松，但多不能分离，气微腥，味微苦，嚼之有粉性而无沙性感觉。

鸽

【释名】鹁鸽、飞奴。

鸽屎（左盘龙）

【气味】辛、温、微毒。

【主治】带下排脓：用野鸽屎一两，炒至微焦，加白术、麝香各一分，赤芍药、青木香各半两，延胡索（炒赤）一两，柴胡三分，共研为末，每服一钱，空腹服，温酒调下，脓排尽后，可服其他药物补养身体。

蛔虫寄生：用白鸽屎烧过，研细，水送服适量。

项上瘰疬：用鸽屎炒过，研为末。加饭做成丸子，如梧子大，每服三、五十丸，米汤送下。

头痒生疮：用白鸽屎五合，加醋煮开三次，捣烂敷涂，一天三次。

白鸽肉

【气味】咸、平、无毒。

【主治】解药毒，治恶疮、疥癣、白癜风等。

第四章　药食的应用

天上有宿度，地上有经水，人体有经脉。若是天地温和，则经水安静；若是天寒地冻，则经水凝泣；若是天暑地热，则经水沸溢；若是卒风暴起，则经水波涌而陇起；这是自然界的必然规律。

《灵枢·刺节真邪》曰：“与天地相应，与四时相副，人参天地，故可为解”。

人与天地自然是相应的，与四时的季节变化有着密切的联系。只有根据人与天地相互参考的道理，才可以讨论清楚医学的生理功能。

比如：只有充满水湿的沼泽地上面才能生长蒲草和芦苇，通过它们的生长范围和茂盛程度，就可以想到水泽的多少和面积的大小。根据这个道理，从人体外形的强弱就可以判断气血的多少了。

阴阳的变化，可以用寒暑的变化来说明。

在天气炎热的时候，阳气发越于上，地面的水分被蒸腾而形成云雨，这时草木根茎的水分就减少了。人体受热气的熏蒸，阳气也浮越于外，所以皮肤弛缓，腠理开泄，血气衰减而津液外溢，肌肉也滑利润泽。

在寒冷的时候，土地封冻，水寒结冰，人的阳气也收藏在内，所以皮肤致密，腠理闭合，汗不出，血气强，肌肉坚紧而滞涩。

严寒之下，就是善于游水行舟的人，不能在冰中往来；就是善于掘地的人，也不容易凿开冻土；这种情况下就是再善于用针的人，同样也不能治疗阴寒至盛条件下的四肢厥逆证。

如果经脉因寒而凝聚，像坚结的冰冻一样往来不流畅，一般的治疗是不可能使它立即柔软起来的。所以架舟行水的人必须等到天气转暖、冰冻融化以后才能在水上行走，大地也必须要在解冻以后才能掘凿，人体的经脉也是这样，要等到阳气开始运行、经脉已经疏通以后才可以用针。

所以治疗厥逆寒病，必须要先用温熨的方法使经脉调和起来，在两掌、两腋、两肘、两脚以及项、脊等关节交会之处施以熨灸，待温热之气通达到各处，血脉已经恢复了正常的运行，然后根据病情就可以治疗了。

如果血脉滑润流畅的，是卫气已经浮于体表，这时就可以采用针刺的方法治疗尚且留存的疾病，使其平复；如果血脉仍然坚紧，是寒邪盛实之象，还要用破坚散结的方法，等到厥逆之气衰落，阳气回复之后在进行针刺治疗，这就是根据邪气聚结的情况，先疏通再治疗的方法。

此论似说医又不完全说医，然而却是治病之要诀也。细细悟之，“援物比类”，论天地寒暑之变化，即是论人体阴阳疾病之变化是也，药物的治疗亦是饮食的治疗，故有缘者得之，无缘者失之。

第一节　药食应用原则

《素问·示从容论》曰：“夫年长则求之于腑，年少则求之于经，年壮则求之于脏”。

对于疾病的治疗，一般情况下，若是老年人得了病，应该多从六腑方面来寻找原因；若是青少年得了病，应该多从经络方面来寻找原因；若是壮年人得了病，应该多从五脏方面来寻找原因。

《素问·至真要大论》曰：“调气之方，比别阴阳”。就是说在调气治病之前，首先必须要分别病的阴阳，确定其属内属外，然后按其病位之所在，在内的治其内，在外的治其外，病轻的调理它，较重的平治它，病势盛的就攻夺它。

要分辨病邪的寒、热、温、凉，根据其病气的属性，随其所利，或用汗法，或用下法使之消退，如能谨慎地遵从如上的法则，就会万治万全，使气血平和，确保天年。

若是在六气调和的时候得了病，可以用逆治，或用从治，或主药逆治而佐药从治，或主药从治而佐药逆治，只要能疏通气机，使之调和，就是治疗的正道。

《灵枢·病本》曰：“病发而有余，本而标之，先治其本，后治其标；病发而不足，标而本之，先治其标，后治其本”。

比如：先患有某一种疾病，然后出现四肢厥逆的，应该先治疗其原来的疾病。

若是先有厥逆的症状，然后出现其他的病变，治疗时就应该先治疗厥逆。

若是先有了寒病，再出现其他病证的，寒病为本，应先治疗寒病。

若是先有了某种疾病而后产生寒证的，应该先治疗原来的疾病。

若是先有了热病而后产生其他病变的，热病为本，治疗时应该先治疗热病。

若是先有了某种疾病，而后发生热病的，应先治疗原来的本病。

若是先有了某种疾病而后发生泄泻的，应该先治疗原来的本病。

若是先有泄泻，而后转生其他病的，泄泻为本，应先调治泄泻，再治疗后来发生的其他的病变。

若是先有某种疾病，而后发生中满的病证，应先治疗中满的标证。

若是先患中满而后发生心烦的病变，中满为本，应当治疗其中满。

人体有感受了非时令之气的六淫之气而发病的，也有因为不能适应按时而至的六气而发的，不论是哪一种情况，只要出现大小便不利的情况，首先应该救治这一个紧急的标证；只有在大小便通利的情况下，方可治疗其他的本病。

若是疾病发作之后出现实证的，治疗时应以祛邪为主要的治法，先治其本，后治其标。

若是疾病发作以后表现为虚证的，治疗时应该先扶正，一般应该先治其标，后治其本。

治疗当中还要谨慎地观察病情深浅轻重的变化，要根据客观的情况，随症状的变化而变化，进行精心调治。

若是病情轻缓的可以标本同治，病情深重的要抓住症结之所在，先从一个主要的方面下手治疗。

若是先有大小便不利的症状而后变生其他病证的，应当先治疗大小便不利这个根本的病证。

《素问·标本病传论》曰："夫阴阳、逆从、标本之为道也，小而大，言一而知百病之害。少而多，浅而博，可以言一而知百也。以浅而知深，察近而知远”。

关于阴阳、逆从、标本的道理，看起来很小，而应用的价值却很大，所以谈一个阴阳标本逆从的道理，就可以知道许多疾病的利害关系。

由少可以推多，执简可以驭繁，所以一句话可以概括许多事物的道理。

从浅显入手可以推知深微，观察目前的现象可以了解它的过去和未来。

不过，讲标本的道理是容易的，可运用起来就比较难了。用针迎着病邪而刺就是泻的方法，为“逆”治；顺着经气而刺就是补的方法，为“从”治。

先患某病而后发生气血逆乱的，先治其本；先气血逆乱而后生病的，先治其本。

先有寒而后生病的，先治其本；先有病而后生寒的，先治其本。

先有热而后生病的，先治其本；先有热而后生中满腹胀的，先治其标。

先有某病而后发生泄泻的，先治其本；先有泄泻而后发生疾病的，先治其本。必须先把泄泻调治好，然后再治其他病。

先患某病而后发生中满腹胀的，先治其标；先患中满腹胀而后出现烦心的，先治其本

人体在疾病发展过程中有邪气和正气的相互作用，凡是出现了大小便不利的，先通利大小便以治其标；大小便通利则治其本病。

疾病的发作表现为有余，就用“本而标之”的治法，即先用祛邪的方法以治其本，然后再调理气血，以恢复其生理功能而治其标。

疾病的发作表现为正气不足，就用“标而本之”的治法，即先固护人体的正气以防止虚脱来治其标，然后再祛除邪气以治其本。总之，必须谨慎地观察疾病的轻重深浅以及缓解期与发作期中标本缓急的不同，用心调理。

凡病轻的，在缓解期的，可以标本同治；凡病重的，或在发作期，应

当采用专一的治本或指标的方法。

另外，如果先有大小便不利而后并发其他疾病的，应当先治其本病。

《素问·五常政大论》曰："病在中而不实不坚，且聚且散，无积者求其藏，虚则补之，药以祛之，食以随之，行水渍之，和其中外，可使毕矣"。

若是遇到病在内，不实也不坚硬，有时聚而有形，有时散而无形这种情况时，如果没有积滞的，应当从内脏方面去寻找病因，要是属于虚证就用补法，若是有邪可先用药物驱其邪，然后再以饮食调养之，或用水渍法调和其内外，这样就可以使疾病痊愈了。

《素问·至真要大论》曰："逆者正治，从者反治，从少从多，观其事也"。故病属于寒的要用热药；病属于热的要用寒药。

病轻的就逆着病情来治疗；病重的就顺着病情来治疗。

病邪坚实的就减少它；病邪停留在体内的就驱除它。

病属劳倦所致的就温养它；病属气血郁结的就加以舒散。

病邪滞留的就加以攻击；病属枯燥的就加以滋润。

病属急剧的就加以缓解；病属气血耗散的就加以收敛。

病属虚损的就加以补益；病属安逸停滞的要使其畅通。

病属惊怯的要使之平静。或升、或降、或用按摩、或用洗浴、或迫邪外出、或截邪发作、或用开泄、或用发散，都以适合病情为佳。

病从内生而后至于外的，应先调治其内。

病从外生而后至于内的，应先调治其外。

病从内生，影响到外部而偏重于外部的，先调治它的内部，而后治其外部。

病从外生，影响到内部而偏重于内部的，先调治它的外部然后调治它的内部。

既不从内，又不从外，内外没有联系的，就治疗它的主要病症。

逆治就是正治法，从治就是反治法，以热治热，服药宜凉；以寒治寒，服药宜温；补药治中满，攻药治下泄，这就是反治之法。开始时药性与病情之寒热似乎相同，但是它所得到的结果却并不一样。

《素问·六元正纪大论》曰："热无犯热，寒无犯寒"。一般情况下，用热品时不要触犯主时之热，用寒品时不要触犯主时之寒。若想不避热不避寒，只有在发表时可以不避热，在攻里时可以不避寒。若是在不发表不攻里的情况下触犯了寒热，寒热之气就会伤害于内，使他的病更加严重。

它还可以使无病的人生病，有病的人更加严重。

不避热时则热至，不避寒时则寒至。

寒至则容易发生腹部坚硬、痞闷、胀满，疼痛急剧，下利清谷等病；热至则容易发生身热、头痛、昏冒、郁闷、泄下、呕吐、霍乱，痈疽疮疡，肌肉抽动疼痛，肿胀，鼻塞衄血，骨节改变，小便淋沥，癃闭不通等病。

治寒病用热药，治热病用寒药，医生不能废除这个规矩而变更治疗方法。但是有些热病服寒药反而更热，有些寒病服热药反而更寒，这寒热两种病俱在又引起新病，应该怎么治疗呢?

凡是用寒药而反热的应该滋其阴，凡是用热药而反寒的应该补其阳，这就是求其属类的治疗之法。

服寒药而反热，服热药而反寒，这是只治其偏亢之气的缘故，所以有相反的结果。

病轻的要使用发散轻扬的方法治之，病重的要使用消减的方法治之，气血衰弱的应该用补益的方法治之。

形体虚弱的应当温补其气，精气不足的应当补以厚味。

如病在上的可以用吐法；病在下的可以用疏导之法；病在中为胀满的可用泻下之法；其邪在外表的可以用汤药浸渍以使出汗。

《素问·至真要大论》曰："知标与本，用之不殆，明知逆顺，正行无问"，"不知是者，不足以言诊，足以乱经"。知道了标与本关系，在临证之时就没有什么危害，明白了逆治顺治的道理，就尽管施行治疗而无须疑虑。不知道这些道理，不但不能准确地谈论诊断与治疗，却足可以扰乱经文的本意。

故《大要》曰："粗工嘻嘻，以为可知，言热未已，寒病复始，同气异形，迷诊乱经"。所有的庸医好自以为是，治好一个病就沾沾自喜，以为所有病症都已知道了，但在临床当中遇到真寒假热证，他刚判断是热证，话音未落，寒性的病证开始显现出来了，由于他不懂得同是一气所产生的病变可能会是不同的道理，于是心中就开始迷惑，也不知道该如何诊断处理了，为了掩盖自己的无知就胡乱地解释经文。

标本的道理，即简要而又应用广泛，可以由小及大，通过一个例子就可以明白一切疾病的变化规律。所以说：明白了标与本，临床治疗就不会发生损害；观察疾病属本还是属标，就很容易使病气调和；懂得了六气胜复的道理，对于天地变化之道也就完全了解了，同时也可以作一般医生的榜样了。

第二节　药食的组方原则

《本草纲目》中刘完素说：“制方之体，欲成七方、十剂之用者，必本于气味也。寒、热、温、凉，四气生于天；酸、苦、辛、咸、甘、淡，六味成乎地。是以有形为味，无形为气。气为阳，味为阴。阳气出上窍，阴味出下窍。气化则精生，味化则形长。故地产养形，形不足者温之以气；天产养精，精不足者补之以味。辛甘发散为阳，酸苦涌泄为阴；咸味涌泄为阴，淡味渗泄为阳。辛散、酸收、甘缓、苦坚、咸软，各随五脏之病，而制药性之品味”。

《素问·至真要大论》曰：“气有高下，病有远近，证有中外，治有轻重，适其至所为故也”。

就是说邪气有高下之别，病有远近之分，症状表现也有在里在外之异，所以治疗方法就需要有轻有重，以药力达到病所为准则，所以前人给我们提供了组方原则：

君药一味，臣药二味，是奇方之法；

君药二味，臣药四味，是偶方之法；

君药二味，臣药三味，是奇方之法；

君药二味，臣药六味，是偶方之法。

病在近处用奇方，病在远处用偶方；发汗之剂不可用奇方，攻下之剂不可用偶方。

补上部、治上部的方，配制宜缓；补下部、治下部的方，配制宜急；气味迅急的药物其味多厚，性缓的药物其味多薄，制方用药要恰到病处，就是指此而言。

如果病所远，药物的气味在中道就已经缺乏，应当考虑要么食前要么食后服药，以使药力达到病所，临床不要违背这个规定。

平调病气的规律是：如病所近，不论用奇方或偶方，其制方的服量要小；如病所远，不论用奇方或偶方，其制方的服量要大。方制大的是药的味数少而量重，方制小的是药的味数多而量轻。

味数多的可至九味，味数少的可以仅用二味。用奇方而病不去的就用偶方，这叫作重方；用偶方而病仍不去的就用反佐之药以顺其病情来治疗，这就属于反用寒、热、温、凉的药来治疗了。

君药一味，臣药二味，这是小剂的组成；

君药一味，臣药三味，佐药五味，这是中剂的组成；

君药一味，臣药三味，佐药九味，这是大剂的组成。

病属于寒的要用热药，病属于热的要用寒药，病轻的就逆着病情来治疗，病重的就顺着病情来治疗，病邪坚实的就减少它，病邪停留在体内的就驱除它，病属劳倦所致的就温养它，病属气血郁结的就加以舒散，病邪滞留的就加以攻击，病属枯燥的就加以滋润，病属急剧的就加以缓解，病属气血耗散的就加以收敛，病属虚损的就加以补益，病属安逸停滞的要使其畅通，病属惊怯的要使之平静。

或升或降，或用按摩，或用洗浴，或迫邪外出，或截邪发作，或用开泄，或用发散，都以适合病情为佳。

“是药三分毒”，不要相信保健品就无毒，米饭馒头吃多了也会造成胃不舒服，用药治疗更要遵循一定的原则，故《素问・五常政大论》曰：“病有久新，方有大小，有毒无毒，固宜常制矣”。

临床当中凡是用大毒之药治疗的，病去十分之六，不可再服；

用一般的毒药治疗的，病去十分之七，不可再服；

用小毒的药物治疗的，病去十分之八，不可再服；

即使没有毒之药，病去十分之九，也不可再服。

以后就必须要用谷类、肉类、果类、蔬菜等饮食调养，这样既可以使邪气去正气复而病痊愈，也不会因用药过度，损伤其正气。如果邪气未尽，再用药时仍如上法。这里需要注意的是：尽量了解该年的气候情况，不要违反天人相应的规律。

不要实证用补使其重实，不要虚症误下使其重虚，从而造成医疗事故。

不要误补而使邪气更盛，不要误泄而损伤人体正气，而断送了人的性命！

天地之气化运动，是不可以用人力来代行的，四时运行的规律，是不可以违反的。若经络已经畅通，血气已经和顺，要想恢复正气的不足，使之与平常人一样，就必须要注意保养，谨慎地调节阴阳、守护真气，不要使之有所消耗，耐心地等待天时，这样他的生气就可以长养，形体就可以壮实，这就是圣王的法度。

第三节　药食的组方示例

下面我们选几个药方，用以证气味在临床治疗当中的作用。

孔圣枕中丹《千金》

【主治】补心肾。治读书善忘，久服令人聪明。读书易忘者，心血不足，而痰与火乱其神明也。

【处方】败龟板（酥炙）、龙骨（研末，入鸡腹煮一宿）、远志、九节菖蒲，等分为末。

【用法】每服酒调一钱，日三服。

【方解】龟者，介虫之长，阴物之至灵者也；龙者，鳞虫之长，阳物之至灵者也；借二物之阴阳，以补吾身之阴阳；假二物之灵气，以助吾心之灵气。又人之精与志皆藏于肾，肾精不足则志气衰，不能上通于心，故迷惑善忘也。

远志苦泄热而辛散郁，能通肾气上达于心，强志益智；菖蒲辛散肝而香舒脾，能开心孔而利九窍，袪湿除痰，菖蒲为水草之精英，神仙之灵药。又龟能补肾，玄武龟蛇属肾，肾藏志，龙能镇肝，青龙属肝，肝藏魂，使痰火散而心肝宁，则聪明开而记忆强矣。

麻黄汤《伤寒》

【主治】邪气在表，发热、头痛、身痛、腰痛、骨节痛、项背强、恶寒恶风，但有一毫头痛恶寒，尚为在表，无汗而喘，脉浮而紧。

【处方】麻黄（去节）三两、桂枝二两、杏仁（去皮尖）七十枚、炙甘草一两。

【用法】先煮麻黄数沸，去沫，内诸药煎，热服，覆取微汗。中病即止，不必尽剂，无汗再服。

【方解】寒邪外束，阳不得越，故郁而为热。麻黄中空，辛温气薄，肺家专药，而走太阳，能开腠理散寒；皮腠，肺之所主，寒从此入，仍从此出。桂枝辛温，能引营分之邪达之肌表；桂入营血，能解肌、和营卫，始能作汗。杏仁苦甘，散寒而降气。甘草甘平，发散而和中。

桂枝汤《伤寒》

【主治】风伤卫，解肌。太阳中风，阳浮而阴弱，发热头痛，自汗，恶寒恶风，鼻鸣干呕。

【处方】桂枝、芍药、生姜各三两，炙甘草二两，大枣十二枚。

【用法】热服，须臾啜热稀粥，以助药力；覆取微汗，不可令如水淋漓。服一剂尽，汗出病差，停后服。病证犹在者，更作服。

【方解】经曰：风淫所胜，平以辛凉，佐以苦甘，以甘缓之，以酸收之。桂枝辛甘发散为阳，臣以芍药之酸收，佐以甘草之甘平，不令走泄阴气也；姜辛温能散，枣甘温能和，此不专于发散，又以行脾之津液而和营卫者也。

干霍乱吐方《三因》

【主治】干霍乱欲吐不得吐，欲泻不得泻，腹中大痛也。

霍乱者，挥霍撩乱也。外有所感，内有所伤，阴阳乖隔，邪正交争，故上吐下泻，而中绞痛也。邪在上焦则吐，在下焦则泻，在中焦则吐泻交作，此湿霍乱，证轻易治。若不能吐利，邪不得出，壅遏正气，关格阴阳，其死甚速，俗名绞肠痧。切勿与谷食，即米汤下咽亦死。

【处方】烧盐、热童便。

【用法】三饮而三吐之。

【方解】吐泻不得，邪结中焦。咸能软坚，可破顽痰宿食，炒之则苦，故能涌吐。童便本是人身下降之气，能引火下行，乃归旧路，味又咸寒，故降火甚速。此证由脾土郁极而不得发，以致火热内扰，阴阳不交而然。盐涌于上，溺泄于下，则中通矣。

《准绳》曰：盐调童便，非独用以降阴之不通也，阴既不通，血亦不行，兼用行血药也。

第五章　药食集锦

本章节选取了元·忽思慧之《饮膳正要》和清·尤乘之《寿世青编》中关于药食方面的内容，以供读者参考。在不变原著本意的前提下，吾尽量改用白话文，以便读者阅读，有不到之处，请读者查看原著。

第一节　饮酒禁忌

酒，味苦甘辛；性大热，有毒。主行药势、杀百邪、去恶气、通血脉、浓肠胃、润肌肤、消忧愁。少饮尤佳，多饮则伤神损寿，容易改变人的本性，这是酒毒起的作用。

所以醉饮过度，就容易造成死亡，是丧生之源。

饮酒不要使之过多，已知其过多，马上吐出为佳，不然容易成为痰疾。

酒，不可久饮，久饮恐腐烂肠胃，渍髓，蒸筋。

空腹饮酒，醉必呕吐。

酒忌诸甜物。

饮酒时，若酒浆照不见对面人影者，勿饮。

饮酒时，不要大量食用猪、羊脑，会大大的损人，炼真之士尤宜忌。

醉勿酩酊大醉，经常大醉会使终身百病不除。

醉酒后不可当风而卧，容易生风疾。

醉酒后不可向阳而卧，容易令人发狂。

醉酒后不可令人扇扇，容易生偏枯。

醉酒后不可在旷野露卧，容易生冷痹。

醉酒后不可出汗当风，容易成为漏风。

醉酒后不可卧在黍穰之上，容易生癞疾。

醉酒后不可强食、嗔怒，容易生痈疽。

醉酒后不可骑马及跳踯，容易伤筋骨。

醉酒后不可交接房事，轻者容易面生黑斑、咳嗽等症，严重者则会伤及脏腑形成肠瘘、痔疮等症。

醉酒后不可用冷水洗面，容易生疱。

醉醒后不可再喝，不然会损后又损。

醉酒后不可高呼、大怒，会令人生气疾。

月晦之日勿大醉，忌月空。

醉酒后不可饮奶酪水，容易成噎病。

醉酒后不可马上便卧，容易面生疮疖，内生积聚。

大醉后勿燃灯喊叫，这样会使魂魄飞扬不守。

醉酒后不可饮冷浆水，容易造成失声而成尸噎。

醉酒后不可忍小便，容易成癃闭、膝劳、冷痹。

醉酒后不可忍大便，容易生肠澼、痔疮。

醉酒后不可过食猪肉，容易生风。

醉酒后不可逞强举力，容易伤筋损力。

醉酒后不可当风乘凉、露脚，容易得香港脚。

醉酒后不可卧湿地，容易伤筋骨，生冷痹痛。

醉酒后不可沐浴，容易生眼目之疾。

如患眼疾之人，切忌醉酒后食蒜。

第二节　病后调理服食法

凡一切疾病，病后将愈之时，其表里气血耗之于外，脏腑精神损之于内，形体虚弱，倦怠少力，乃其常态也。故宜安心静养，调和脾胃为要，防风寒，慎起居，戒恼怒，节饮食，忌房劳，除妄想，是其切要，若犯之，即是良医亦难奏功矣。

所以勿以身家性命等同于蜉蝣，如灯蛾之扑焰，自损其躯哉！戒之戒之，例次如下。

初愈务必要用适宜衣被以适寒温，如太热则易发渴，心烦，助虚热；如寒则又易令外邪仍入于内。

如伤寒时疫，当身凉脉缓时，宜进青菜汤，以疏通余邪；如觉腹中宽爽，再进陈仓米清汤，以开胃中谷气。一二日后，可进糜粥盏许，日服三四次，或四五六次，每次慎勿太过。或用陈豆豉，或清爽之物做零食，或用清水煮白鲞（鱼干），点点醋极妙。然后再渐进活鲫鱼汤之类调理百日，方无食复、劳复等症。（食复、劳复者，即饮食或劳累后疾病复发之意也）

若食后复发热，宜立刻断谷，即愈。同时调服脾胃之剂，切勿用骤补的方法，或用热药治疗，须从缓处治，方能收全功。

若是切按疼痛的病，忌食猪脂、湿面、鸡、羊等黏腻、涩滞、煎炒等物，犯之则易复发而难治。

中风后，忌服辛散、香燥等药，及猪、羊、鹅、鸡、鱼、蛋、荞面等容易滞气，造成发病之物。

病后切忌房劳，犯之舌出数寸，死。

若是劳嗽发热，水肿喘急等症，宜食清淡之物，忌盐物。

若是疟痢后，忌饱食，及香甜、滑利、诸血之物，和生冷、梨、瓜之类。

若是痈疽发背，忌同伤寒。

若是虚损喘咳骨蒸等症，忌用大热温补之药，宜服补阴之药，以培养真元，庶几可也。

产后切禁寒凉之物，虽在酷暑之日，亦有所不宜，世多误用，以致伤生，特为拈出。

痘疹后，不善调摄，多致危殆，皆因其忽略保护故也。

凡病后，如水浸泥墙，已干之后，最怕重复冲激，再犯不救。今具食治之方于下，作为保身者之助，并利于畏服中药者，以便于养老慈幼者也。

食治秘方

曰：万病皆从口入，为何食物反能治病耶？

盖草木药石，皆得五行之偏气；如人之得疾，皆因五脏有偏胜则使气血有偏倾，故用自然界有偏气之药物治五脏偏胜之气血，使之得归其正。

然用药之原则：中病则已，不可过焉，过则反能生病也。

五谷得五行之正气，是故饮食，人之赖以长养者是也，不可贪嗜之，因贪嗜之所以有万病皆从口入之说。

《内经》言：“五谷为养，五果为助，血气调和，长有天命”。今人忽而不讲，唯知药可治病，不知饮食起居之间，若能自省自察，即可却疾延年也，古人食治之方，良有深意，卫生者鉴之。

风　门

【葱粥】治伤风鼻塞，妊娠胎动，产后血晕。

用糯米煮粥，临熟入葱数茎，再略沸食之。

【羊脂粥】治半身不遂，中风。

用羊脂入粳米、葱白、姜、椒、豉煮粥。日食一具，十日效。

【苍耳粥】治目暗不明，及诸风鼻流清涕，兼治下血痔疮。

用苍耳子五钱取汁，和米三合，煮食。

【乌鸡】治中风烦热，言语秘涩，或手足发热。

用乌鸡肉半斤，葱白一握，煮熟。入麻油、盐、豉、姜、椒，再煮令熟，空腹食。

【黄牛脑子酒】治远年近日偏正头风。

用牛脑一个切片，白芷、川芎末各三钱，同入瓷器内，加酒煮熟，趁热食之，尽量而醉，醉后即卧，卧醒疾若失。

【猪胰酒】治赤白癜风。

用猪胰一具，酒浸一时，饭上蒸熟食。不过十具愈。

又方白煮猪肚一枚，食之顿尽，三个愈。切忌房事、

寒　门

【干姜粥】治一切寒冷，气郁心痛，胸腹胀满。

用白米四合，入干姜、良姜各一两，煮食。

【**生姜煎**】治反胃羸弱。

生姜切片，麻油煎过为末，煮粥调食。

【**生姜酒**】治霍乱转筋，入腹欲死，心腹冷疼。

生姜三两捣，陈酒一升，煮两三沸服，仍以渣贴疼处。

【**生姜醋浆**】治呕吐不止。

生姜一两，醋浆两合，银器煎取四合，连渣嚼呷。又杀腹内长虫。

【**茱萸粥**】治心气痛不止，胸腹胀满。

用吴茱萸二分，和米煮粥食之。

又方川椒茶（治同上）。

【**丁香熟水**】治亦同上。

丁香一二粒打碎，入壶倾滚水在内，其香勃然，大能快脾利气，定痛辟寒。

【**肉桂酒**】治感寒身体疼痛。

用辣桂末二钱，温酒调服。腹痛泄泻，俗以生姜、吴茱萸与酒一起捣碎，冲服有效，如跌扑伤坠疼痛，瘀血为患，宜用桂枝。

【**豆蔻汤**】治一切冷气，心腹胀满，胸膈痞滞，哕逆呕吐，泄泻虚滑，水谷不消，困倦少力，不思饮食。

用肉豆蔻仁四两，面裹煨，甘草炒一两，白面炒四两，丁香五分，盐炒五钱，共为末，每服二钱，沸汤点服，空腹妙。

暑　门

【**绿豆粥**】解暑渴。

用绿豆淘净，下汤煮熟，入米同煮食之。

【**绿豆酒**】治同上。

用绿豆蒸熟，浸酒服。

又方加黄连少许。

【**桂浆**】解暑渴，去热生凉，益气消痰。

官桂末一两，白蜜二两，先以水二斗煎至一斗，候冷入瓷坛中，入桂、蜜二味，搅一二百余遍，先用油纸一层，外加绵纸数层，以绳封之。

每日搅一二百余遍，先用油纸一层，外加绵纸数层，以绳封之。每日去纸一重，七日开之，气香味美，或以蜜封，置井中一日，冰冷可口。每服一二杯，百病不作。

湿　　门

【薏苡粥】去湿气肿胀，利肠胃，功胜诸药。

用薏米淘净，对配白米煮粥，入白糖一二匙食。

【郁李仁粥】治水肿，腹胀喘急，二便不通，体重痛痹，转动不能，香港脚亦宜。

郁李仁二两，研汁，和薏米五合，同米煮粥食。

【赤豆粥】利小便，消水肿香港脚，辟邪疠。

赤豆淘净，同陈仓米对配煮粥，空腹食。

【赤小豆饮】治水气胀满，手足浮肿，气急烦闷。

赤豆三升，樟柳枝一升，同煮豆熟为度，空腹，去枝取豆食，渴则饮汁，勿食他物，自效。

【桑皮饮】治水肿，腹胀喘急。

用桑根白皮四两，和米四合，煮烂可食。

【紫苏粥】治老人香港脚。

用家园紫苏细捣，入水取汁煮粥，将熟加苏子研汁，搅匀食之。

【鲤鱼羹】治水肿，满闷气急，不能食，皮肤欲裂，四肢常疼，不可屈伸。

用鲤鱼十两，葱白一握，麻子一升，取汁煮做羹，入盐豉姜椒调和，空腹慢食。

又方鲤鱼二斤，陈皮二两，煮烂，入青盐少许，拌匀空腹食。

【苍术酒】治诸般风湿，疮疡香港脚下重。

苍术三十斤、洗净打碎，以东流水三石，浸二十日，去渣，以汁浸曲，如家造酒法，酒熟任饮，不拘时，忌桃李。

【松节酒】治冷风虚弱，筋骨挛痛，香港脚缓痹。一方松叶酒，治疗范围和制作方法与松节相同。

用松节煮汁，同曲米酿酒饮。松针捣煎亦可。

【白石英酒】 治风湿周痹，肢节湿痛，肾虚耳聋。

白石英、磁石醋淬七次，各五两，绢袋盛浸酒中五六日，温饮、如少加酒，尽其力可也。

【逡巡酒】 补虚益气，去一切风痹湿气，耐老延年，久服自效。

造法：三月三日，收桃花三两三钱。

五月五日，收马兰花五两五钱。

六月六日，收芝麻花六两六钱。

九月九日，收黄甘菊九两九钱，已上俱阴干。

十二月八日取腊水三斗。

待春分，取桃仁四十九粒，去皮尖。

白面十斤，同前花和作曲，纸包阴干四十九日听用。

欲造酒，煮糯米饭一升，白水一瓶，曲一丸，用曲一块封良久，酒即成矣。如淡，再加曲一丸。

【五加皮酒】 去一切风湿痿痹，壮筋骨，填精髓。

五加皮洗净去梗煎汁，和面米酿成饮之。或切碎袋盛浸酒，煮饮。或加当归、牛膝、地榆等。牛膝、地榆等。

【仙灵脾酒】 治偏风不遂，强筋壮骨。

仙灵脾一斤，袋盛浸无灰酒二斗，封固三日饮之。

【女贞皮酒】 治风虚，补腰膝。

女贞皮切片，浸酒煮饮之。

【薏苡酒】 去风湿，强筋骨，健脾胃。

用薏米粉同曲米酿之，或将袋盛，煮酒饮之亦可。

【海藻酒】 治瘿气。

用海藻一斤，洗浸，无灰酒日夜细饮。

【黄药酒】 治诸瘿气。

用万州黄药切片一斤，袋盛浸酒煮饮。

燥　门

【生地粥】 滋阴润肺，及妊娠胎漏，下血目赤。

生地捣汁，米二合，煮熟入汁一合，调匀再煮，加熟蜜少许，空腹服。

【麻苏粥】治产后血晕，汗多便闭，老人血虚风闭，胸腹不快，恶心吐逆。

用家园苏子、麻子各五钱，水淘净微炒，研如泥，水滤取汁，入米煮粥食之。

【百部酒】治久近一切咳嗽。

百部切炒，袋盛浸酒，频频饮之。

【蜜酒】孙真人治风疹风癣，肌肤燥痒。

沙蜜一斤，糯米饭一斤，曲五两，熟水五升，同入瓶内，封七日成酒。寻常以蜜入酒代之。

【人乳粥】润肺通肠，补虚养血。

用壮实无疾女人乳汁，俟粥半熟，去汤下乳，代汤煮熟，置碗中，加酥油一二钱，调匀食。

【槐枝酒】治大麻痿痹。

槐枝煮油，如常酿酒法。

【巨胜酒】治风虚痹弱，腰膝疼痛。

巨胜子二升，炒薏米二升，生地半斤，袋盛浸酒饮。

【蚕沙酒】治风缓麻痹，诸节不遂，腹内宿痛。

原蚕沙炒黄，袋盛浸酒服。

【紫酒】治中风，口偏不语，角弓反张，鼓胀不消。

鸡屎白一升，炒焦，投酒中，待紫色频饮。

火　门

【甘蔗粥】治咳嗽虚热，口干舌燥，涕吐稠黏。

用甘蔗取汁三碗，入米三合煮粥，空腹食之。

【竹沥粥】治痰火如神。

如常煮粥法，以竹沥下半杯，食之。

【绿豆酒】治阴虚痰火诸疾。

用绿豆、山药各二两，黄怕、牛膝、元参、沙参、白芍、山栀、天麦冬、花粉、蜂蜜各一两半，当归一两二钱，甘草三钱，以好酒浸之饮。

【黄连酒】有火证及发热，不宜饮酒。盖酒性大热，助病为疟，多致不治。倘遇喜庆事，必欲饮用此。

以黄连、绿豆各一钱，枸杞三钱，浸酒饮。

【黄柏酒】有相火而好饮者宜。如生疮疥及肌肤不泽，用黄柏一两，猪胰四两，生浸饮。

一味猪胰浸酒，令妇人多乳，催乳更妙。

【小麦汤】治五淋不止，身体壮热，小便满闷。

小麦一升，通草二两，水煎。不时可啜，自效。

【甘豆汤】治一切烦渴，二便涩少及风热入肾。

黑豆二合，甘草二钱，生姜七斤，水煎服。

【藕蜜膏】主虚热口渴，大便燥结，小便秘痛。

藕汁、蜜各四升，生地汁一升，和匀，慢火熬成膏，每服半匙，口含噙化，不时用，忌煎炒。

【竹叶粥】治膈上风热，头目赤痛，止渴清心。

竹叶五十片，石膏二两，水三碗，煎至两碗，澄清去渣，入米三合煮粥，加白砂糖二钱食。

【四汁膏】清痰降火，下气止血。

雪梨、甘蔗、鲜藕、薄荷叶各等分，捣汁，入瓦锅，文火熬膏，频频饮。如无雪梨，用秋白梨亦可。

调理脾胃门

凡病后脾胃弱，肌肉瘦，择相宜者食之，以助药力，绝妙。

【人参粥】治翻胃吐酸，及病后脾弱。

用粟米一合煮粥，入人参末、姜汁各五钱，和匀空腹食。

【门冬粥】治咳嗽及翻胃。

用麦门冬浸汁，和米煮粥，妊妇食之亦宜。

【粟米粥】治脾胃虚弱，呕吐不食，渐加羸。

粟米、白曲等分，煮粥，空腹食，极养胃气。一人病淋，性不可服药，令其日啖此粥，绝去他味，旬日减，月余痊。饮食妙法。

【理脾糕】 治老人小儿脾泄水泻。

用松花一升，百合、莲肉、山药、薏米、芡实、白蒺藜各末一升，粳米粉一斗二升，糯米粉三升，砂糖一斤，拌匀蒸熟，炙干食之。一方加砂仁末一两。

【苏蜜煎】 治噎病吐逆，饮食不进。

紫苏叶二两，白蜜、姜汁各五合，和匀，微火煎沸，每服半匙，空腹细咽。

【姜橘汤】 治胸满闷结，饮食不下。

用生姜二两，陈皮一两，空腹水煎服。

【芡实粥】 益精气，强智力，聪耳目。

用芡实去壳三合，新者研如膏，陈者作粉，和粳米三合，煮粥食。

【莲子粥】 治同上，健脾胃，止泄痢。

莲肉一两，去衣煮烂，研细入糯米三合，煮粥食。

【鹿豆粥】 益精补脾，又治霍乱吐泻。

白扁豆半斤，先煮豆烂去皮，入人参二钱，下米煮粥。

【山药粥】 补下元，固肠止泻。

怀庆山药为末四分，配六分米煮食。

【茯苓粥】 治脾虚泄泻，又治不寐。

粳米二合，茯苓末一两，煮好，再下苓末一两，再煮烂食。

【萝卜粥】 消食利膈。

萝卜大者一个，配米二合煮食。

【胡萝卜粥】 宽中下气，煮法同上。

【苏子粥】 下气利膈。

紫苏子微炒一合，研汁去渣，粥好下汁，再煮食之。

【茴香粥】 和胃治疝。

用小茴香炒，煎汤去渣，入米煮粥食。

【胡椒粥】【吴茱萸粥】 并治心腹疼痛。煮法同上。

【莲肉糕】治病后胃弱，不消水谷。

莲肉、粳米各炒四两，茯苓二两共为末，砂糖调和，每用两许，白汤送下。

【豆麦粥】治饮食不住口，仍易饥饿，近似中消。

用绿豆、糯米、小麦各一升，炒熟为末，每用末一升，滚水调服。

【清米汤】治泄泻。

用蚤米半升，东壁土一两，吴萸三钱，同炒香熟，去土、萸，取米煎汤饮。

【米饮】治咽中作哽，下食则塞，反胃不止。

用杵头糠炒一两，煮米饮，调匀，空腹食。

【黄鸡馄饨】治脾胃虚弱，少食萎黄，益脏腑，悦颜色。

用黄鸡肉五两，白面二两，葱白二合，切作馄饨，入咸椒豉和之，煮熟空腹食。

【松子粥】润心肺，和大肠。同米煮粥食。

炒面入粥同食，止白痢。

烧盐入粥同食，止血痢。

气　　门

【杏仁粥】治上气咳嗽。

扁杏仁去皮尖二两，研如泥，或加猪肺，同米三合，煮食。

【莱菔子粥】治气喘。

用莱菔子，即萝卜子三合，煮粥食。

【猪肾粥】治香港脚顽痹，行履不便，疼痛不止。

猪肾两枚，切碎，葱白五茎，米三合，同煮，临熟加盐、豉、椒调和食之。

【羊肾粥】、**【鹿肾粥】**法同治同。

【鸡肝粥】、**【羊肝粥】**并补肝明目。

煮法同上。

【鹿胶粥】治诸虚，助元阳。

煮粥入胶，熔化即是。

【虎骨酒】治臂胫疼痛，历节风，肾虚膀胱气痛。

虎胫骨一具，炙黄打碎，同曲米如常造酒饮。

【霹雳酒】治疝气偏坠，妇女崩中下血，胎产不下。

用铁锤火烧赤，淬入酒中饮之。

血　门

【阿胶粥】止血补虚，浓肠胃，又治胎动不安。

糯米煮粥，临熟入阿胶末一两，和匀食。

【桑耳粥】治五痔下血，常烦热羸瘦。

桑耳二两，取汁，和粳米三合，煮熟，空腹食。

【槐茶】治风热下血，明目益气，止牙疼，利脏腑，顺气道。

嫩槐叶蒸熟晒干，每日煎如茶法。

【柏茶】止血滋阴。

侧柏叶晒干，煎汤代茶饮。

【醍醐酒】治鼻衄不止。

萝卜自然汁，入好酒一半，和匀温服。

【韭汁酒】治赤痢，又治心痛，以其散气行血。

连白韭菜一把，去梢取汁，和酒一杯温服。

【马齿苋羹】治下痢赤白，水谷不化，腹痛。

马齿苋菜煮熟，入盐、豉，或姜、醋，拌匀食之。

【猪胰片】治肺损，嗽血咯血。

猪胰切片，煮熟，蘸薏仁末，空腹服，如肺痈，米饮调下。

【羊肺肝肾】治吐血咯血，损伤肺肾及肝，随脏引用，或肺或肝或肾，煮熟切片，蘸白及末食。

欲试血从何经来，用水一碗，吐入水中，浮者肺也，沉者肾也，半浮半沉者肝也。

痰　门

【苏子酒】主消痰下气，润肺止咳。

家紫苏子炒研，绢袋盛之，浸酒中，日日饮之。

阴虚门

酒者，是谷物之精华也，又是大辛、大热、有毒之物也，故阴虚者，当忌之。

【芡实粥】见前脾胃门。

【枸杞粥】治肝家火旺血衰，益肾气。

甘州枸杞一合，米三合，煮食。

又方采鲜叶经常煮粥食，入盐少许，空腹食佳。

【鳗鱼羹】补虚劳，杀虫，治肛门肿痛，痔久不愈。

鳗鱼细切，煮作羹，入盐、豉、姜、椒，空腹食。

【牛乳粥】补虚羸。

经常粥内加入牛乳和匀食。

【羊肝粥】、**【鸡肝粥】**、**【鸡汁粥】**，并治虚劳。

阳虚门

【羊肉羹】治下焦虚冷，小便频数。

羊肉四两，羊肺一具，细切，入盐、豉，煮作羹，空腹食。

【胡桃粥】治阳虚腰疼及石淋五痔。

胡桃肉煮粥食。

又浸酒方　加小茴香、杜仲、补骨脂。

【桂花酒】酿成玉色，香味超然，非世间物也。

【羊羔酒】大补元气，健脾胃，益腰肾。

宣和化成殿方，用糯米一石，经常浸浆取蒸，再入肥嫩羊肉七斤，曲十四两，杏仁一斤，同煮烂，连汁拌饭，加入木香一两，铚同酿，勿犯水，十日熟。

诸虚门

【参归腰子】治心气虚损，自汗。

人参五钱，当归四两，猪肾一枚，细切，同煮食之，以汁送下，或用山药捣丸，如桐子大，每服三十丸，空腹温酒下。多服乃佳。

【煨肾法】治肾虚腰痛。

猪肾一枚，薄切五七片，以椒盐淹去腥水，以杜仲末三钱在内，包以薄荷，外加湿纸，置火内煨熟，酒下。如脾虚，加补骨脂炒末二钱。

【猎肾酒】治同上。

用童便二盅，好酒一盅，以瓷瓶贮之，取猪肾一对入内，黄泥封固，日晚时以慢火养熟，至中夜止五更初，以火温之，发瓶饮酒，食腰子。病笃者只一月效。平日虚怯尤宜食，绝胜金石草木之药也。

【猪肚方】治虚羸乏气。

人参五钱，干姜、胡桃各二钱，葱白七茎，糯米三合，为末，入猪肚内扎紧，勿以泄气，煮烂空腹服，以好酒一二杯送之。

【牛乳方】老人最宜，补心脉，安心神，长肌肉。

为人子者，常当供之，或为乳饼、乳腐，较诸物胜。

【山药酒】补虚损，益颜色，又治下焦虚冷，小便频数。

用酥一匙，于铛中熔化，入山药末熬令香，入酒一杯，调匀，空腹饮。

【生栗方】治香港脚及肾气损，脚膝无力。

用生栗蒸熟风干，每日空腹食十枚，效甚。

【水芝丸】补五脏诸虚。

莲肉一斤去心，入猪肚内扎定，煮烂捣丸，如桐子大，每三四十丸，空腹酒下。

以上诸方，其治病之功，胜于药石。人们都知药能治病，而不知食也能治病。孙真人有言曰：医者先晓病原，知其所犯，以食治之，食疗不愈，然后议药。所以，食疗不但老人小儿适宜，凡是颐养之士或久病厌药之人，也未必不可用此方法也。

第三节　食疗诸病

【生地黄鸡】治腰背疼痛，骨髓虚损，不能久立，身重气乏，盗汗，少食，时复吐利。

生地黄（半斤）　饴糖（五两）　乌鸡（一枚）

上三味，先将鸡去毛、肠肚净，细切，地黄与糖相和匀，内鸡腹中，以铜器中放之，复置甑中蒸炊，饭熟成，取食之。不用盐醋，唯食肉尽却饮汁。

【羊蜜膏】治虚劳，腰痛，咳嗽，肺痿，骨蒸。

熟羊脂（五两）　熟羊髓（五两）　白沙蜜（五两，炼净）　生姜汁（一合）　生地黄汁（五合）

上五味，先以羊脂煎令沸，次下羊髓又令沸，次下蜜、地黄、生姜汁，不住手搅，微火熬数沸成膏。每日空腹温酒调一匙头。或做羹汤，或作粥食之亦可。

【羊藏羹】治肾虚劳损，骨髓伤败。

羊肝、肚、肾、心、肺（各一具，汤洗净）　牛酥（一两）　胡椒（一两）　荜茇（一两）　豉（一合）　陈皮（二钱，去白）　良姜（二钱）　草果（两个）　葱（五茎）

上件，先将羊肝等，慢火煮令熟，将汁滤净。和羊肝等并药，一同入羊肚内，缝合口，令绢袋盛之，再煮熟，入五味，任意食之。

【羊骨粥】治虚劳，腰膝无力。

羊骨（一副，全者，捶碎）　陈皮（二钱，去白）　良姜（二钱）　草果（二个）　生姜（一两）　盐（少许）水三斗，慢火熬成汁，滤出澄清，如常做粥，或做羹汤亦可。

【羊脊骨粥】治下元久虚，腰肾伤败。

羊脊骨（一具，全者，捶碎）　肉苁蓉（一两，洗，切作片）　草果（三个）　荜茇（二钱）

上件，水熬成汁，滤去滓，入葱白、五味，做面羹食之。

【白羊肾羹】治虚劳，阳道衰败，腰膝无力。

白羊肾（二具，切作片）　肉苁蓉（一两，酒浸，切）　羊脂（四两，切作片）　胡椒（二钱）　陈皮（一钱，去白）　荜茇（二钱）　草果（二钱）

上件相和，入葱白、盐、酱，煮作汤，入面子，如常做羹食之。

【猪肾粥】治肾虚劳损，腰膝无力，疼痛。

猪肾（一对，去脂膜，切） 粳米（三合） 草果（二钱） 陈皮（一钱，去白） 缩砂（二钱）

上件，先将猪肾、陈皮等煮成汁，滤去滓，入酒少许，次下米成粥，空腹食之。

【枸杞羊肾粥】治阳气衰败，腰脚疼痛，五劳七伤。

枸杞叶（一斤） 羊肾（一对，细切） 葱白（一茎） 羊肉（半斤，炒）

上四味拌匀，入五味，煮成汁，下米熬成粥，空腹食之。

【鹿肾羹】治肾虚耳聋。

鹿肾（一对，去脂膜，切）

上件于豆豉中，入粳米三合，煮粥或作羹，入五味，空腹食之。

【羊肉羹】治肾虚衰弱，腰脚无力。

羊肉（半斤，细切） 萝卜（一个，切作片） 草果（一钱） 陈皮（一钱，去白） 良姜（一钱） 荜茇（一钱） 胡椒（一钱） 葱白（三茎）

上件，水熬成汁，入盐、酱熬汤，下面子，做羹食之。将汤澄清，作粥食之亦可。

【鹿蹄汤】治诸风、虚，腰脚疼痛，不能践地。

鹿蹄（四只） 陈皮（二钱） 草果（二钱）

上件，煮令烂熟，取肉，入五味，空腹食之。

【鹿角酒】治卒患腰痛，暂转不得。

鹿角（新者，长二三寸，烧令赤）

上件，内酒中浸二宿，空腹饮之立效。

【黑牛髓煎】治肾虚弱，骨伤败，瘦弱无力。

黑牛髓（半斤） 生地黄汁（半斤） 白沙蜜（半斤，炼去蜡）

上三味和匀，煎成膏，空腹酒调服之。

【狐肉汤】治虚弱，五藏邪气。

狐肉（五斤，汤洗净） 草果（五个） 缩砂（二钱） 葱（一握） 陈皮（一钱，去白） 良姜（二钱） 哈昔泥（一钱，即阿魏）

上件，水一斗，煮熟，去草果等，次下胡椒二钱，姜黄一钱，醋、五味，调和匀，空腹食之。

【乌鸡汤】治虚弱，劳伤，心腹邪气。

乌雄鸡（一只，洗净，切作块子）　陈皮（一钱，去白）　良姜（一钱）　胡椒（二钱）草果（二个）

上件，以葱、醋、酱相和，入瓶内，封口，令煮熟，空腹食。

【醍醐酒】治虚弱，去风湿。

醍醐（一盏）

上件，以酒一杯和匀，温饮之，效验。

【山药】治诸虚，五劳七伤，心腹冷痛，骨髓伤败。

羊骨（七五块，带肉）　萝卜（一枚，切作大片）　葱白（一茎）　草果（五个）　陈皮（一钱，去白）　良姜（一钱）　胡椒（二钱）　缩砂（二钱）　山药（二斤）

上件同煮，取汁澄清，滤去滓，面二斤，山药二斤，煮熟，研泥，溲面作，入五味，空腹食之。

【山药粥】治虚劳，骨蒸，久冷。

羊肉（一斤，去脂膜，烂煮熟，研泥）山药（一斤，煮熟，研泥）

上件，肉汤内下米三合，煮粥，空腹食之。

【酸枣粥】治虚劳，心烦，不得睡卧。

酸枣仁（一碗）用水，绞取汁，下米三合煮粥，空腹食之。

【生地黄粥】治虚弱骨蒸，四肢无力，渐渐羸瘦，心烦不得睡卧。

生地黄汁（一合）　酸枣仁（二两，水绞，取汁两盏）

上件，水煮同熬数沸，次下米三合煮粥，空腹食之。

【椒面羹】治脾胃虚弱，久患冷气，心腹结痛，呕吐不能下食。

川椒（三钱，炒，为末）　白面（四两）

上件同和匀，入盐少许，于豆豉作面条，煮羹食之。

【荜茇粥】治脾胃虚弱，心腹冷气痛，妨闷不能食。

荜茇（一两）　胡椒（一两）　桂（五钱）

上三味为末。每用三钱，水三大碗，入豉半合，同煮令熟，去滓，下米三合做粥，空腹食之。

【良姜粥】良蔬芽苗菜，夏季首选，治心腹冷痛，积聚，停饮。

高良姜（半两，为末） 粳米（三合）

上件，水三大碗，煎高良姜至二碗，去滓，下米煮粥，食之效验。

【吴茱萸粥】治心腹冷气冲胁肋痛。

吴茱萸（半两，水洗，去涎，焙干，炒，为末）

上件，以米三合，一同作粥，空腹食之。

【牛肉脯】治脾胃久冷，不思饮食。

牛肉（五斤，去脂膜，切作大片） 胡椒（五钱） 荜茇（五钱） 陈皮（二钱，去白） 草果（二钱） 缩砂（二钱） 良姜（二钱）

上件为细末，生姜汁五合，葱汁一合，盐四两，同肉拌匀，淹二日，取出焙干，作脯，任意食之。

【莲子粥】治心志不宁。补中强志，聪明耳目。

莲子（一升，去心）

上件煮熟，研如泥，与粳米三合，做粥，空腹食之。

【鸡头粥】治精气不足，强志，明耳目。

鸡头实（三合）

上件煮熟，研如泥，与粳米一合，煮粥食之。

【鸡头粉羹】治湿痹，腰膝痛。除暴疾，益精气，强心志，耳目聪明。

鸡头（磨成粉） 羊脊骨（一副，带肉，熬取汁）

上件，用生姜汁一合，入五味调和，空腹食之。

【桃仁粥】治心腹痛，上气咳嗽，胸膈妨满，喘急。

桃仁（三两，汤煮熟，去尖、皮，研）

上件取汁，和粳米同煮粥，空腹食之。

【生地黄粥】治虚劳，瘦弱，骨蒸，寒热往来，咳嗽唾血。

生地黄汁（二合）

上件，煮白粥，临熟时入地黄汁，搅匀，空腹食之。

【鲫鱼羹】治脾胃虚弱，泄痢，久不瘥者，食之立效。

大鲫鱼（二斤） 大蒜（两块） 胡椒（二钱） 小椒（二钱） 陈皮（二钱） 缩砂（二钱） 荜茇（二钱）

上件，葱、酱、盐、料物、蒜，入鱼肚内，煎熟作羹，五味调和令匀，空腹食之。

【炒黄面】治泄痢，肠胃不固。

白面（一斤，炒令焦黄）

上件，每日空心温水调一匙头。

【乳饼面】治脾胃虚弱，赤白泄痢。

乳饼（一个，切作豆子样）

上件，用面拌煮熟，空腹食之。

【炙黄鸡】治脾胃虚弱，下痢。

黄雌鸡（一只，净）以盐、酱、醋、茴香、小椒末同拌匀，刷鸡上，令炭火炙干焦，空腹食之。

【牛奶子煎荜茇法】

贞观中，太宗苦于痢疾，众医不效，问左右能治愈者，当重赏。时有术士进此方：用牛奶子煎荜茇，服之立瘥。

【肉羹】治水肿，浮气，腹胀，小便涩少。

肉（一斤，细切）　葱（一握）　草果（三个）

上件，用小椒、豆豉，同煮烂熟，入粳米一合做羹，五味调匀，空腹食之。

【黄雌鸡】治腹中水癖，水肿。

黄雌鸡（一只，净）　草果（二钱）　赤小豆（一升）

上件，同煮熟，空腹食之。

【青鸭羹】治十种水病不瘥。

青头鸭（一只，退净）　草果（五个）

上件，用赤小豆半升，入鸭腹内煮熟，五味调，空腹食。

【萝卜粥】治消渴，舌焦，口干，小便数。

大萝卜（五个，煮熟，绞取汁）

上件，用粳米三合，同水并汁，煮粥食之。

【野鸡羹】治消渴，口干，小便频数。

野鸡（一只，净）入五味，如常法做羹食之。

【鹁鸽羹】治消渴，饮水无度。

白鹁鸽（一只，切作大片）

上件，用土苏一同煮熟，空腹食之。

【鸡子黄】治小便不通。

鸡子黄（一枚，生用）上件，服之不过三服，熟亦可食。

【葵菜羹】治小便癃闭不通。

葵菜叶（不以多少，洗择净）煮作羹，入五味，空腹食之。

【鲤鱼汤】治消渴，水肿，黄疸，香港脚。

大鲤鱼（一头） 赤小豆（一合） 陈皮（二钱，去白） 小椒（二钱） 草果（二钱）

上件，入五味，调和匀，煮熟，空腹食之。

【马齿菜粥】治香港脚，头面水肿，心腹胀满，小便淋涩。

马齿菜（洗净，取汁）上件，和粳米同煮粥，空腹食之。

【小麦粥】治消渴，口干。

小麦（淘净，不以多少）煮粥，或炊做饭，空腹食之。

【驴头羹】治中风头眩，手足无力，筋骨烦痛，言语謇涩。

乌驴头（一枚，洗净） 胡椒（二钱） 草果（二钱）

上件，煮令烂熟，入豆豉汁中，五味调和，空腹食之。

【驴肉汤】治风狂，忧愁不乐，安心气。

乌驴肉（不以多少，切）上件，于豆豉中，烂煮熟，入五味，空腹食之。

【狐肉羹】治惊风，癫痫，神情恍惚，言语错谬，歌笑无度。

狐肉（不以多少及五脏）

上件，如常法入五味，煮令烂熟，空腹食之。

【熊肉羹】治诸风，香港脚，痹痛不仁，五缓筋急。

熊肉（一斤）上件，于豆豉中，入五味、葱、酱，煮熟，空腹食之。

【乌鸡酒】治中风，背强，舌直不得语，目睛不转，烦热。

乌雌鸡（一只，洗净，去肠肚）

上件，以酒五升，煮取酒二升，去滓分作三服，相继服之，汁尽。无时熬葱白、生姜粥投之，盖覆取汁。

【羊肚羹】治诸中风。

羊肚（一枚，洗净） 粳米（二合） 葱白数茎 豉（半合） 蜀椒（去目，闭口者。炒出汗，三十粒） 生姜（二钱半，细切）

上六味拌匀，入羊肚内烂煮熟，五味调和，空腹食之。

【葛粉羹】治中风，心脾风热，言语謇涩，精神昏愦，手足不遂。

葛根（半斤，捣，取粉四两） 荆芥穗（一两） 豉（三合）

上三味，先以水煮荆芥、豉，六七沸，去滓，取汁，次将葛粉做成面条，于汁中煮熟，空腹食之。

【荆芥粥】治中风，言语謇涩，精神昏愦，口面歪斜。

荆芥穗（一两） 薄荷叶（一两） 豉（三合） 白粟米（三合）

上件，以水四升，煮取三升，去滓，下米煮粥，空腹食之。

【麻子粥】治中风，五脏风热，语言謇涩，手足不遂，大肠滞涩。

冬麻子（二两，炒，去皮，研） 白粟米（三合） 薄荷叶（一两） 荆芥穗（一两）

上件，水三升，煮薄荷、荆芥，去滓，取汁，入麻子仁同煮粥，空腹食之。

【恶实菜】即牛蒡子，又名鼠粘子。治中风，燥热，口干，手足不遂及皮肤热疮。

恶实菜叶（肥嫩者） 酥油

上件，以汤煮恶实叶三五升，取出，以新水淘过，布绞取汁，入五味，酥点食之。

【乌驴皮汤】治中风，手足不遂，骨节烦疼，心燥，口眼面目歪斜。

乌驴皮（一张，洗净）上件，蒸熟，细切如条，于豉汁中，入五味，调和匀，煮过，空腹食之。

【羊头脍】治中风，头眩，羸瘦，手足无力。

白羊头（一枚，洗净）上件，蒸令烂熟，细切，以五味汁调和脍，空腹食之。

【野猪】治久痔野鸡病，下血不止，肛门肿满。

野猪肉（二斤，细切）上件，煮令烂熟，入五味，空腹食之。

【獭肝羹】治久痔下血不止。

獭肝（一副）上件，煮熟，入五味，空腹食之。

【鲫鱼羹】治久痔，肠风，大便常有血。

大鲫鱼（一头，新鲜者，洗净，切作片） 小椒（二钱，为末） 草果（一钱，为末）

上件，用葱三茎，煮熟，入五味，空腹食之。

第四节 聚珍异馔

【马思吉汤】马思答吉，蒙古语，疑为译音，即阿拉伯地区黄连木的树脂，可以用来喷鼻，作佛香，亦可作调味料食用，别名：乳香、乳头香、塌香、天泽香、摩勒香、杜噜香、多伽罗香、浴香。

【功效】补益，温中，顺气。

【制作】羊肉（半斤切成块），草果（五个），官桂（二钱），一同熬成汤，滤净。

然后放回回豆子（炒熟半升捣碎去皮二合），香粳米（一升），煮烂后放马思答吉（一钱），盐（少许），调和均匀下熟羊肉丁、芫荽叶，即可。

【大麦汤】

【功效】温中下气，壮脾胃，止烦渴，破冷气，去腹胀。

【制作】羊肉（半斤切成块），草果（五个），大麦仁（二升，滚水淘洗净，微煮熟），上件熬成汤，滤净肉丁和草果，下大麦仁熬熟，盐少许，调和令匀，下肉丁。

【八儿不汤】

【功效】系西天茶饭名。补中，下气，宽胸膈。

【制作】羊肉（半斤切成块），草果（五个），回回豆子（半升，捣碎，去皮），萝卜（二个），上件一同熬成汤，滤净。

汤内下熟羊肉丁，熟萝卜切成小丁，咱夫兰（番红花一钱），姜黄（二钱），胡椒（二钱），哈昔泥（阿魏半钱），芫荽叶、盐少许，调和匀，对香粳米干饭食之，入醋少许。

【沙乞某儿汤】

【功效】补中，下气，和脾胃。

【制作】羊肉（半斤切成块），草果（五个），回回豆子（半升，捣碎，去皮），沙乞某儿（系蔓菁五个），上件，一同熬成汤，滤净。

下熟回回豆子二合，香粳米一升。熟沙乞某儿切成小丁，下肉丁，盐少许，调和令匀。

【苦豆汤】

【功效】补下元，理腰膝，温中，顺气。

【制作】羊肉（半斤切成块），草果（五个），苦豆（一两，系葫芦巴），上件，一同熬成汤，滤净。

下河西兀麻食（西北方的主食面鱼），哈昔泥半钱，盐少许，调和。

【木瓜汤】

【功效】补中，顺气，治腰膝疼痛，香港脚不仁。

【制作】羊肉（半斤切成块），草果（五个），回回豆子（半升，捣碎，去皮），上件，一同熬成汤，滤净。

下香粳米一升，熟回回豆子二合，肉弹儿木瓜二斤取汁，砂糖四两，盐少许，调和后下肉丁。

【鹿头汤】

【功效】补益，止烦渴，治脚膝疼痛。

【制作】鹿头蹄（一副，退洗净，卸作块）

上件，用哈昔泥豆子大，研如泥，与鹿头蹄肉同拌匀，用回回小油四两同炒，入滚水熬令软，下胡椒三钱，哈昔泥二钱，荜茇一钱，牛奶子一盏，生姜汁一合，盐少许，调和。

一法用鹿尾取汁，入姜末、盐，同调和。

【松黄汤】

【功效】补中益气，壮筋骨。

【制作】羊肉（半斤切成块），草果（五个），回回豆子（半升，捣碎，去皮），上件，同熬成汤，滤净。

熟羊胸子一个切成肉丁，松黄汁二合，生姜汁半合，一同下炒，葱、盐、醋、芫荽叶，调和匀。

对经卷儿食之。

【砂糖汤】

【功效】补中益气，健脾胃。

【制作】羊肉（半斤切成块），草果（五个），回回豆子（半升，去皮），上件，同熬成汤，滤净。

熟干羊胸子一个切片炒，三升白菜或荨麻菜一同下锅，盐调和匀。

【大麦算子粉】

【功效】补中益气，健脾胃。

【制作】羊肉（半斤切成块），草果（五个），回回豆子（半升，去皮），上件，同熬成汤，滤净。

大麦粉三斤，豆粉一斤，一同煮作粉粥。入羊肉炒细乞马（乞马者，肉丝也），生姜汁二合，芫荽叶、盐、醋调和。

【大麦片粉】

【功效】补中益气，健脾胃。

【制作】羊肉（半斤切成块），草果（五个），良姜（二钱），上件，同熬成汤，滤净。

下羊肝酱取清汁，胡椒五钱，熟羊肉切作甲叶，糟姜二两，瓜齑一两切如甲叶，盐、醋调和，或浑汁亦可。

【糯米粉抽粉】

【功效】补中益气。

【制作】羊肉（半斤切成块），草果（五个），良姜（二钱），上件，同熬成汤，滤净。

用羊肝酱熬取清汁，下胡椒五钱，糯米粉二斤，与豆粉一斤，同作面鱼儿，羊肉切细乞马，入盐、醋调和，浑汁亦可。

【河豚羹】

【功效】补中益气。

【制作】羊肉（半斤切成块），草果（五个），上件，同熬成汤，滤净。

用羊肉切细乞马，陈皮五钱去白，葱二两细切，料物二钱，盐、酱拌馅儿，皮用白面三斤，作河豚，小油炸熟，下汤内，入盐调和，或清汁亦可。

【阿莱汤】

【功效】补中益气。

【制作】羊肉（半斤切成块），草果（五个），良姜（二钱），上件，同熬成汤，滤净。

下羊肝酱同取清汁，入胡椒五钱。

另羊肉切片，羊尾子一个，羊舌一个，羊腰子一副各切甲叶；蘑菇二两，白菜一同下，清汁、盐、醋调和。

【鸡头粉雀舌子】

【功效】补中，益精气。

【制作】羊肉（半斤切成块），草果（五个），回回豆子（半升，捣碎，去皮），上件，同熬成汤，滤净。

用鸡头粉二斤，豆粉一斤同和，切作小方块，羊肉切细乞马，生姜汁一合，炒葱调和。

【鸡头粉血粉】

【功效】补中，益精气。

【制作】羊肉（半斤切成块），草果（五个），回回豆子（半升，捣碎，去皮），上件，同熬成汤，滤净。

用鸡头粉二斤，豆粉一斤，羊血和作面鱼儿，羊肉切细乞马炒，葱、醋一同调和。

【鸡头粉撅面】

【功效】补中，益精气。

【制作】羊肉（半斤切成块），草果（五个），回回豆子（半升，捣碎，去皮），上件，同熬成汤，滤净。

用鸡头粉二斤，豆粉一斤，白面一斤同作面鱼儿。羊肉切片儿乞马入炒，葱、醋一同调和。

【鸡头粉粉】

【功效】补中，益精气。

【制作】羊肉（半斤切成块），草果（五个），良姜（二钱），上件，同熬成汤，滤净。

用羊肝酱同取清汁，入胡椒一两，次用鸡头粉二斤，豆粉一斤，同作面鱼儿，羊肉切细乞马，下盐、醋调和。

【鸡头粉馄饨】

【功效】补中益气。

【制作】羊肉（半斤切成块），草果（五个），回回豆子（半升，捣碎，去皮），上件，同熬成汤，滤净。

用羊肉切作馅，下陈皮一钱去白，生姜一钱细切，五味和匀，次用鸡头粉二斤，豆粉一斤，作枕头馄饨。

汤内下香粳米一升，回回豆子二合，生姜汁二合，木瓜汁一合同炒，葱、盐调和匀。

【杂羹】

【功效】补中益气。

【制作】羊肉（半斤切成块），草果（五个），回回豆子（半升，捣碎，去皮），上件，同熬成汤，滤净。

羊头洗净二个，羊肚、肺各二具，羊白血双肠儿一副，并煮熟切，次用豆粉三斤作面鱼儿，蘑菇半斤，杏泥半斤，胡椒一两，入青菜、芫荽炒，葱、盐、醋调和。

【荤素羹】

【功效】补中益气。

【制作】羊肉（半斤切成哭死），草果（五个），回回豆子（半升，捣碎，去皮），上件，同熬成汤，滤净。

豆粉三斤做成面片，精羊肉切条道乞马，山药一斤，糟姜二块，瓜齑一块，乳饼一个，胡萝卜十个，蘑菇半斤，生姜四两各切成丁，鸡子十个打成煎饼切，用麻泥一斤，杏泥半斤，同炒，葱、盐、醋调和。

【珍珠粉】

【功效】补中益气。

【制作】羊肉（半斤切成块），草果（五个），回回豆子（半升，捣碎，去皮），上件同熬成汤，滤净。

羊肉切乞马，心、肝、肚、肺各一具，生姜二两，糟姜四两，瓜齑一两，胡萝卜十个，山药一斤，乳饼一个，鸡子十个作煎饼各切，次用麻泥一斤，同炒，葱、盐、醋调和。

【黄汤】

【功效】补中益气。

【制作】羊肉（半斤切成块），草果（五个），回回豆子（半升，捣碎，去皮），上件，同熬成汤，滤净。

下熟回回豆子二合，香粳米一升，胡萝卜五个，切，用羊后脚肉丸肉弹儿，肋枝一个，切，寸金姜黄三钱，姜末五钱，咱夫兰一钱，芫荽叶同盐、醋调和。

【三下锅】

【功效】补中益气。

【制作】羊肉（半斤切成块），草果（五个），良姜（二钱），上件，同熬成汤，滤净。

用羊后脚肉丸，肉弹儿切成小方丁子，羊肉指甲匾食，胡椒一两，同盐、醋调和。

【葵菜羹】

【功效】顺气。治癃闭不通。性寒，不可多食。今与诸物同制造，其性稍温。

【制作】羊肉（半斤切成块），草果（五个），良姜（二钱），上件，同熬成汤。

熟羊肚、肺各一具切，蘑菇半斤切，胡椒五钱，白面一斤拌鸡爪面，下葵菜炒，葱、盐、醋调和。

【瓠子汤】

【功效】性寒。主消渴，利水道。

【制作】羊肉（半斤切成块），草果（五个），上件，同熬成汤，滤净。

用瓠子六个去穰皮切掠，熟羊肉切片，生姜汁半合，白面二两，做面丝同炒，葱、盐、醋调和。

【团鱼汤】

【功效】主伤中，益气，补不足。

【制作】羊肉（半斤切成块），草果（五个），上件熬成汤，滤净。

团鱼五六个煮熟去皮骨切作块，用面二两作面丝，生姜汁一合，胡椒一两，同炒，葱、盐、醋调和。

【盏蒸】

【功效】补中益气。

【制作】羊背皮或羊肉（一斤半切成块），草果（五个），良姜（二钱），陈皮（二钱，去白小椒二钱），上件，用杏泥一斤，松黄二合，生姜汁二合同炒，葱、盐五味调匀，入盏内蒸令软熟，对经卷儿食之。

【台苗羹】

【功效】补中益气。

【制作】羊肉（半斤切成块），草果（五个），良姜（二钱），上件，熬成汤，滤净。

用羊肝下酱取清汁，豆粉五斤，作面鱼儿，乳饼一个，山药一斤，胡萝卜十个，羊尾子一个，羊肉等各切细，入台子菜、韭菜、胡椒一两，盐、醋调和。

【熊汤】

【功效】治风痹不仁，香港脚。

【制作】熊肉（一斤煮熟切块），草果（三个）

上件，用胡椒三钱，哈昔泥一钱，姜黄二钱，缩砂二钱，咱夫兰一钱，葱、盐、酱一同调和。

【鲤鱼汤】

【功效】治黄疸。止渴，安胎。有宿瘕者，不可食之。

【制作】大新鲤鱼（十头，去鳞肚，洗净），小椒末（五钱）

上件，用芫荽末五钱，葱二两切，酒少许，盐一同淹，拌清汁内，下鱼，次下胡椒末五钱，生姜末三钱，荜茇末三钱，盐、醋调和。

【炒野狼汤】

【功效】古本草不载野狼肉，今云性热，治虚弱。然食之未闻有毒。今制造用料物以助其味，暖五脏，温中。

【制作】野狼肉（半斤切成块），草果（三个），胡椒（五钱），哈昔泥（一钱），荜茇（二钱），缩砂（二钱），姜黄（二钱），咱夫兰（一钱），上件熬成汤，用葱、酱、盐、醋一同调和。

【围像】

【功效】补益五脏。

【制作】羊肉（半斤切成块），羊尾子（二个熟切细），藕（二枚），蒲笋（二斤），黄瓜（五个），生姜（半斤），乳饼（二个），糟姜（四两），瓜齑（半斤），鸡子（一十个煎作饼），蘑菇（一斤），蔓菁菜、韭菜（各切条道）

上件，用好肉汤，调麻泥二斤、姜末半斤，同炒。葱、盐、醋、调和，对胡饼食之。

【春盘面】

【功效】补中益气。

【制作】白面（六斤，切细面），羊肉（一斤煮熟切成条），羊肚肺（各一个煮熟切），鸡子（五个煎作饼，裁幡），生姜（四两切），韭黄（半斤），蘑菇（四两），台子菜蓼牙胭脂。

上件，用清汁下胡椒一两，盐、醋调和。

【皂羹面】

【功效】补中益气。

【制作】白面（六斤切细面），羊胸子（二个退洗净煮熟切小方丁），上件用红曲三钱，淹拌，熬令软，同入清汁内，下胡椒一两，盐、醋调和。

【山药面】

【功效】补虚羸，益元气。

【制作】白面（六斤），鸡子（十个取白），生姜汁（二合），豆粉（四两），上件用山药三斤煮熟研泥，同和面，羊肉一斤切成肉丁，用好肉汤下炒，葱、盐调和。

【挂面】

【功效】补中益气。

【制作】羊肉（半斤切成块），挂面（六斤），蘑菇（半斤洗净切），鸡子（五个，煎作饼），糟姜（一两切），瓜齑（一两切），上件用清汁，下胡椒一两，盐、醋调和。

【经带面】

【功效】补中益气。

【制作】羊肉（半斤切成块），蘑菇（半斤洗净切），上件用清汁，下胡椒一两，盐、醋调和。

【羊皮面】

【功效】补中益气。

【制作】羊皮（二个洗净煮软），羊舌（二个熟），羊腰子（四个熟各切如甲叶）蘑菇（一斤洗净）　糟姜（四两各切如甲叶），上件用好肉酽汤或清汁，下胡椒一两，盐、醋调和。

【秃秃麻食】系手撇面。

【功效】补中益气。

【制作】白面（六斤作秃秃麻食），羊肉（半斤炒焦肉乞马），上件用好肉汤下炒葱，调和匀，下蒜酪、香菜末。

【细水滑】绢边水滑一同。

【功效】补中益气。

【制作】白面（六斤作水滑），羊肉（一斤，炒焦肉乞马），鸡儿（一个熟切丝），蘑菇（半斤洗净切），上件用清汁，下胡椒一两，盐、醋调和。

【水龙子】

【功效】补中益气。

【制作】羊肉（一斤熟切作乞马），白面（六斤，切作钱眼样小方丁），鸡子（十个），山药（一斤），糟姜（四两），胡萝卜（五个），瓜齑（二两，各切细），三色弹儿（内一色肉弹儿，外二色粉，鸡子弹儿）上件用清汁，下胡椒二两，盐、醋调和。

【马乞】系手搓面。或糯米粉，鸡头粉亦可。

【功效】补中益气。

【制作】白面（六斤作乞马），羊肉（一斤熟切乞马），上件用好肉汤炒，葱、醋、盐一同调和。

【搠罗脱因】系畏兀儿茶饭。

【功效】补中益气。

【制作】白面（六斤，和，按作钱样），羊肉（一斤熟切），羊舌（二个熟切），山药（一斤），蘑菇（半斤），胡萝卜（五个），糟姜（四两切），上件用好酽肉汤同下、炒，葱、醋调和。

【乞马粥】

【功效】补脾胃，益气力。

【制作】羊肉（半斤切成块熬成汤，滤净），粱米（二升淘洗净），上件用精肉切碎乞马，先将米下汤内，次下乞马、米、葱、盐，熬成粥，或下圆米，或折米，或渴米皆可。

【汤粥】

【功效】补脾胃，益肾气。

【制作】羊肉（半斤切成块），上件熬成汤，滤净，次下粱米三升，做粥熟，下米、葱、盐，或下圆米、渴米、折米皆可。

【粱米淡粥】

【功效】补中益气。

【制作】粱米（二升），先将水滚过，澄清，滤净，次将米淘洗三、五遍，熬成粥，或下圆米、渴米、折米皆可。

【河西米汤粥】

【功效】补中益气。

【制作】羊肉（半斤切成块），河西米（二升）熬成汤，滤净。

下河西米，淘洗净，次下细乞马、米、葱、盐，同熬成粥，或不用乞马亦可。

【撒速汤】系西天茶饭名。

【功效】治元脏虚冷，腹内冷痛，腰脊酸疼。

【制作】羊肉（一斤），头蹄（一副），草果（四个），官桂（三两），生姜（半斤），哈昔泥（如回回豆子两个大）。

上件用水一铁络，熬成汤，于石头锅内盛顿，下石榴子一斤，胡椒二两，盐少许，炮石榴子用小油一勺，哈昔泥如豌豆一块炒鹅黄色微黑，汤末子油去净，澄清，用甲香、甘松、哈昔泥、酥油烧烟熏瓶，封贮任意。

【炙羊心】

【功效】治心气惊悸，郁结不乐。

【制作】羊心（一个，带系桶），咱夫兰（三钱），上件用玫瑰水一盏浸取汁，入盐少许，签子签羊心，于火上炙，将咱夫兰汁徐徐涂之，汁尽为度，食之。安宁心气，令人多喜。

【炙羊腰】

【功效】治卒患腰眼疼痛者。

【制作】羊腰（一对），咱夫兰（一钱），上件用玫瑰水一勺浸取汁，入盐少许，签子签腰子火上炙。将咱夫兰汁徐徐涂之，汁尽为度，食之。甚有效验。

【攒鸡儿】

【制作】肥鸡儿（十个洗净熟切攒），生姜汁（一合），葱（二两切），姜末（半斤），小椒末（四两），面（二两，作面丝），上件用煮鸡儿汤炒，葱、醋入姜汁调和。

【炒鹌鹑】

【制作】鹌鹑（二十个切成块），萝卜（二个切），姜末（四两），羊尾子（一个各切小方丁），面（二两作面丝），上件用煮鹌鹑汤炒，葱、醋调和。

【盘兔】

【制作】兔儿（二个，切作块），萝卜（二个切），羊尾子（一个切片），细料物（二钱），上件用炒，葱、醋调和，下面丝二两，调和。

【河西肺】

【制作】羊肺（一个），韭（六斤，取汁），面（二斤，打糊），酥油（半斤），胡椒（二两），生姜汁（二合），上件用盐调和匀，灌肺，煮熟，用汁浇食之。

【姜黄腱子】

【制作】羊腱子（一个熟），羊肋枝（二个截作长块），豆粉（一斤），白面（一斤），咱夫兰（二钱），栀子（五钱），上件用盐、料物调和，搽腱子，下小油炸。

【鼓儿签子】

【制作】羊肉（五斤切细），羊尾子（一个切细），鸡子（十五个），生姜（二钱），葱（二两切），陈皮（二钱，去白），料物（三钱），上件调和匀，入羊白肠内，煮熟切作鼓样，用豆粉一斤，白面一斤，咱夫兰一钱，栀子三钱，取汁，同拌鼓儿签子，入小油炸。

【带花羊头】

【制作】羊头（三个，熟切），羊腰（四个），羊肚肺（各一具煮熟切，攒胭脂染），生姜（四两），糟姜（二两，各切），鸡子（五个做花样），萝卜（三个做花样），上件用好肉汤炒，葱、盐、醋调和。

【鱼弹儿】

【制作】大鲤鱼（十个，去皮、骨、头、尾），羊尾子（二个同剁为泥），生姜（一两，切细），葱（二两，切细），陈皮末（三钱），胡椒末（一两），哈昔泥（二钱），上件下盐，入鱼肉内拌匀，丸如弹儿，用小油炸。

【芙蓉鸡】

【制作】鸡儿（十个熟攒），羊肚、肺（各一具，熟切），生姜（四两，切），胡萝卜（十个，切），鸡子（二十个煎作饼，刻花样），赤根、芫荽（打糁）、胭脂、栀子（染）、杏泥（一斤），上件用好肉汤炒，葱、醋调和。

【派饼儿】

【制作】精羊肉（十斤去脂膜筋，捶为泥），哈昔泥（三钱），胡椒（二两），荜茇（一两），芫荽末（一两），上件用盐调和匀，捻饼，入小油炸。

【盐肠】

【制作】羊苦（肠水洗净），上件用盐拌匀，风干，入小油炸。

【脑瓦剌】

【制作】熟羊胸子（二个切薄片），鸡子（二十个熟），上件用诸般生菜，一同卷饼。

【姜黄鱼】

【制作】鲤鱼（十个去皮鳞），白面（二斤），豆粉（一斤），芫荽末（二两），上件用盐、料物淹拌过搽鱼，入小油炸熟，用生姜二两切丝。芫荽叶，胭脂染，萝卜丝炒，葱调和。

【攒雁】

【制作】雁（五个煮熟，切攒），姜末（半斤）。用好肉汤炒，葱、盐调和。

【猪头姜豉】

【制作】猪头（二个洗净切成块），陈皮（二钱去白），良姜（二钱），小椒（二钱），官桂（二钱），草果（五个），小油（一斤），蜜（半斤），上件一同熬成，次下芥末炒，葱、醋、盐调和。

【蒲黄瓜齑】

【制作】净羊肉（十斤煮熟切如瓜齑），小椒（一两），蒲黄（半斤），上件用细料物一两，盐同拌匀。

【攒羊头】

【制作】羊头（五个煮熟攒），姜末（四两），胡椒（一两），上件用好肉汤炒，葱、盐、醋调和。

【攒牛蹄】马蹄、熊掌一同。

【制作】牛蹄（一副，煮熟，攒），姜末（二两），上件用好肉汤同炒，葱、盐调和。

【细乞思哥】

【制作】羊肉（半斤煮熟，切细），萝卜（二个，熟，切细），羊尾子（一个，熟切），哈夫儿（二钱），上件用好肉汤同炒，葱调和。

【肝生】

【制作】羊肝（一个水浸，切细丝），生姜（四两切细丝），萝卜（二个切细丝），香菜、蓼子（各二两切细丝），上件用盐、醋、芥末调和。

【马肚盘】

【制作】马肚肠（一副，煮熟切），芥末（半斤），上件将白血灌肠，刻花样，涩脾，和脂剁心子攒成炒，葱、盐、醋、芥末调和。

【熬蹄儿】

【制作】羊蹄（五副退洗净，煮软，切成块），姜末（一两），料物（五钱），上件下面丝炒，葱、醋、盐调和。

【熬羊胸子】

【制作】羊胸子（二个烟毛洗净，煮软，切作小方块），姜末（二两），料物（五钱），上件用好肉汤，下面丝炒，葱、盐、醋调和。

【鱼】

【制作】新鲤鱼（五个，去皮、骨、头、尾），生姜（二两），萝卜（二个），葱（一两），香菜、蓼子（各切如丝），胭脂（打糁），上件下芥末炒，葱、盐、醋调和。

【红丝】

【制作】羊血同白面（依法煮熟），生姜（四两），萝卜（一个），香菜、蓼子（各一两，切细丝），上件用盐、醋、芥末调和。

【烧雁】

【制作】雁（一个，去毛、肠、肚，净），羊肚（一个退洗净，包雁），葱（二两），芫荽末（一两），上件用盐同调，入雁腹内烧之。

【柳蒸羊】

【制作】羊（一口，带毛），上件于地上作炉，三尺深，周回以石，烧令通赤，用铁芭盛羊上，用柳子盖覆，土封，以熟为度。

【仓馒头】

【制作】羊肉、羊脂、葱、生姜、陈皮（各切细），上件入料物、盐、酱，拌和为馅。

【鹿奶肪馒头】

【制作】鹿奶肪、羊尾子（各切如指甲片），生姜、陈皮（各切细），上件入料物、盐，拌和为馅。

【茄子馒头】

【制作】羊肉、羊脂、羊尾子、葱、陈皮（各切细），嫩茄子（去穰），上件同肉作馅，却入茄子内蒸，下蒜酪、香菜末，食之。

【剪花馒头】

【制作】羊肉、羊脂、羊尾子、葱、陈皮（各切细），上件依法入料物、盐、酱拌馅包馒头，用剪子剪诸般花样，蒸，用胭脂染花。

【水晶角儿】

【制作】羊肉、羊脂、羊尾子、葱、陈皮、生姜（各切细），上件入细料物、盐、酱拌匀，用豆粉作皮包之。

【酥皮奄子】

【制作】羊肉、羊脂、羊尾子、葱、陈皮、生姜（各切细或下瓜哈孙——山丹根），上件入料物、盐、酱拌匀，用小油、米粉与面，同和作皮。

【撇列角儿】

【制作】羊肉、羊脂、羊尾子、新韭（各切细），上件入料物、盐、酱拌匀，白面作皮，上炮熟，次用酥油、蜜，或以葫芦瓠子作馅亦可。

【莳萝角儿】

【制作】羊肉、羊脂、羊尾子、葱、陈皮、生姜（各切细），上件入料物、盐、酱拌匀，用白面、蜜与小油拌入锅内，滚水搅熟作皮。

【天花包子】

【制作】羊肉、羊脂、羊尾子、葱、陈皮、生姜（各切细），天花（滚水烫熟，洗净，切细），上件入料物、盐、酱拌馅，白面作薄皮，蒸。

【荷莲兜子】

【制作】羊肉（一斤半，切） 羊尾子（二个，切） 鸡头仁（八两） 松黄（八两） 八檐仁（四两） 蘑菇（八两） 杏泥（一斤） 胡桃仁（八两） 必思答仁（四两） 胭脂（一两） 栀子（四钱） 小油（二斤） 生姜（八两） 豆粉（四斤） 山药（三斤） 鸡子（三十个） 羊肚肺（各二副）苦肠（一副） 葱（四两） 醋（半瓶） 芫荽叶。

上件用盐、酱、五味调和匀，豆粉作皮，入盏内蒸，用松黄汁浇食。

【黑子儿烧饼】

【制作】白面（五斤） 牛奶子（二升） 酥油（一斤） 黑子儿（一两，微炒），上件用盐、减少许，同和面作烧饼。

【牛奶子烧饼】

【制作】白面（五斤） 牛奶子（二斤） 酥油（一斤） 茴香（一两，微炒），上件用盐、减少许，同和面作烧饼。

【饼】

【制作】白面（十斤） 小油（一斤） 小椒（一两，炒去汁） 茴香（一两，炒），上件隔宿用酵子、盐、减、温水，一同和面。次日入面接肥，再和成面。每斤做二个，入笼内蒸。

【颇儿必汤】即羊辟膝骨。

【功效】主男女虚劳，寒中，羸瘦，阴气不足。利血脉，益经气。

【制作】颇儿必三四十个，水洗净。上件用水一铁络，同熬。四分中熬取一分，澄滤净，去油去滓，再凝定。如欲食，任意多少。

【米哈讷关列孙】

【功效】治五劳七伤，藏气虚冷。常服补中益气。

【制作】羊后脚（一个去筋膜，切碎），上件用净锅内干烂熟。令盖封闭，不透气，后用净布绞扭取汁

第六章 禁 忌

以下的禁忌内容摘自李时珍的《本草纲目》，有多少“科学”依据，不得而知，不过吾有过一次亲身经历：2014 年夏天，朋友送我一些薄荷，凉拌着吃过几次也没有发现什么问题，有次朋友聚会，吾吃了一盘凉拌薄荷，喝了三两多高度白酒，结果出现了胸腹胀满的症状，两三天后才逐渐消失。

有书说：猪肉与生姜一起食用，可以导致阳痿。而生活中有一个“姜丝炒肉”的名菜，到底生姜与猪肉一起食用能不能导致阳痿，谁也不可能去试验，就是有人食用后导致了阳痿他也不会承认，就是没导致他也不会炫耀，故以下内容仅供参考。

饮食禁忌

猪肉忌：生姜、荞麦、葵菜、胡荽、梅子、炒豆、牛肉、马肉、羊肝、麋鹿、龟鳖、鹌鹑、驴肉。

猪肝忌：鱼、鹌鹑、鲤鱼肠子。

猪心肺忌：饴、白花菜、吴茱萸。

羊肉忌：梅子、小豆、豆酱、荞麦、鱼、猪肉、醋、酪。

羊心肝忌：梅、小豆、生椒、苦笋。

白狗血忌：羊、鸡。

犬肉忌：菱角、蒜、牛肠、鲤鱼、鳝鱼。

驴肉忌：凫茈、荆芥、茶、猪肉。

牛肉忌：黍牛肝忌鱼。

牛乳忌：生鱼、酸物。

马肉忌：仓米、生姜、苍耳、粳米、猪肉、鹿肉。

兔肉忌：生姜、橘皮、芥末、鸡肉、鹿肉、獭肉。

獐肉忌：梅、李、生菜、鹄、虾。

麋鹿忌：生菜、菰蒲、鸡、鱼、雉、虾。

鸡肉忌：胡蒜、芥末、生葱、糯米、李子、鱼汁、犬肉、鲤鱼、兔肉、獭肉、鳖肉、野鸡。

鸡子忌：同鸡。

雉肉忌：荞麦、木耳、蘑菇、胡桃、鲫鱼、猪肝、鱼、鹿肉。

野鸭忌：胡桃、木耳。

鸭子忌：李子、鳖肉。

鹌鹑忌：菌子、木耳。

雀肉忌：李子、酱、诸肝。

鲤鱼忌：猪肝、葵菜、犬肉、鸡肉。

鲫鱼忌：芥菜、蒜、糖、猪肝、鸡雉、鹿肉、猴肉。

青鱼忌：豆藿。

鱼忌：豆藿、麦酱、蒜、葵、绿豆。

黄鱼忌：荞麦。

鲈鱼忌：乳酪。

鲟鱼忌：干笋、肝、鹿肉、野猪。

鳅鳝忌：犬肉、桑柴煮。

鳖肉忌：苋菜、薄荷、芥菜、桃子、鸡子、鸭肉、猪肉、兔肉。

螃蟹忌：荆芥、柿子、橘子、软枣。

虾子忌：猪肉、鸡肉。

李子忌：蜜、浆水、鸭、雀肉、鸡、獐。

橙橘忌桃子忌：鳖肉。

枣子忌：葱、鱼。

枇杷忌：热面。

杨梅忌：生葱。

银杏忌：鳗鲡。

慈姑忌：茱萸。

诸瓜忌：油饼。

砂糖忌：鲫鱼、笋、葵菜。

荞麦忌：猪肉、羊肉、雉肉、黄鱼。

黍米忌：葵菜、蜜、牛肉。

绿豆忌：榧子杀人、鲤鱼。

炒豆忌：猪肉。

生葱忌：蜜、鸡、枣、犬肉、杨梅。

韭菜忌、苋菜忌：蕨、鳖。

白花菜忌：猪心、肺。

梅子忌：猪肉、羊肉、獐肉。

凫茈忌：驴肉。

生姜忌：猪肉、牛肉、马肉、兔肉。

芥末忌：鲫鱼、兔肉、鸡肉、鳖。

干笋忌：砂糖、鲟鱼、羊心肝。

木耳忌：雉肉、野鸭、鹌鹑。

胡桃忌：野鸭、酒、雉。

栗子忌：牛肉。

孕妇禁服

《本草纲目》说孕妇：吃姜会使孩子多指、得眼病。

豆酱合藿吃了会堕胎。

吃桑葚、鸭蛋，会使孩子倒生，且会生心寒。

吃山羊肉，会使孩子多病，肝更是不能吃。

吃鲤鱼脍及鸡蛋会使孩子成疳、多疮。

吃狗肉，会使孩子无声音。

吃兔肉，会使孩子却唇。

吃骡、驴、马肉，会延月难产。

鸡肉合糯米吃了，会使孩子长寸白虫。

鸡蛋合干姜吃了，会使孩子多长疮。

吃雀肉又饮酒，会使孩子心性淫荡。

吃了慈姑，会消胎气。

吃了麋脂及梅李，会使孩子得青光眼。

鳝同白鸡吃了，会使孩子喑哑。

吃了鳖，会使孩子颈子短，并且会损胎。

吃了蟹，会使孩子横生。

吃浆水粥，会使孩子骨瘦而难以成人。

以上禁忌是否符合所谓的“科学”道理，还有待于进一步研究，不过作为李时珍这样严谨的学者，应该不会无中生有，其记录的案例不管是偶然还是必然，肯定是有人曾经出现过类似的问题，前人才会记录下来。

当代人在餐桌上什么都吃，似乎也没有出现什么问题，那么还有一种可能就是食用的“量”，也许偶尔吃一点没有什么问题，若是大量食用可能就会出现上述问题，总之，古人提出了这些禁忌，不管可信度有多少，“小心驶得万年船”，不妨作为参考，也是有百利而无一害。

注：参考书籍

1. 黄帝内经
2. 本草纲目 · 李时珍
3. 医方集解 · 汪昂
4. 饮膳正要 · 忽思慧
5. 寿世青编 · 尤乘
6. 新疾病学 · 柯云路

2015 年 3 月 13 日于北京西山八大处

西山枫林畅心斋